Dirección editorial: Xavier Gassió

Córcega, 273-279, 08008 Barcelona (España)
Depósito Legal: B. 46.523-97 (para las pequeñas molestias cotidianas)
ISBN 84-08-36116-3

Impreso en España por: Novoprint, S. A.

Remedios de la abuela

para las pequeñas molestias cotidianas

Dra. Àngels Camps

Ilustración: Núria Armengol

PLANETA

Introducción

Aromas perfumados y frescos, luz tenue en una habitación tranquila, preparados a base de hierbas que se extendían por las partes doloridas dejando un rastro fresco y mentolado, consomés y tisanas de sabores vivificantes, palabras explicativas pronunciadas con voz cadenciosa y cordial.

La abuela curaba con la sonrisa, con sus palabras amables, con su presencia constante junto al lecho, pero, también, con un sinfín de remedios caseros que apuntaba metódicamente en su cuaderno.

Son remedios sencillos, fáciles de preparar, y que acompañan cualquier tipo de cura.

Su aplicación en la vida cotidiana en algunos casos no nos salva de la visita al médico, pero evita el excesivo consumo de fármacos que abarrotan los botiquines caseros.

Espero que, como a mí, el buen uso de estas fórmulas caseras mejore la vida de los lectores.

Dra. Àngels Camps

Prólogo

"Remedios de la abuela para las pequeñas molestias cotidianas" es un conjunto de sabios consejos para mitigar y curar algunas de las dolencias más habituales de forma natural. La experiencia de muchos años ha demostrado su eficacia curativa y ha contribuido a mejorar la vida de miles de personas.

El buen hacer de mi abuela para con los enfermos de la familia, su habilidad para levantar el ánimo cuando decaía y el bienestar que generaba entre todos los que la rodeaban marcaron mi vocación. Después de años de estudios, y ya convertida en doctora en medicina, he vuelto a descubrir, confieso que con cierta sorpresa, la enorme eficacia de muchos de los remedios que mi abuela aplicó durante toda su vida.

En este volumen he reunido aquellos que permiten aliviar molestias cotidianas. Son remedios de preparación muy sencilla, naturales y fáciles de obtener. Mi abuela me los enseñó y nunca me han defraudado.

Vahos de eucalipto para garganta y nariz congestionadas

Los vahos ayudan a la curación de la gripe y los resfriados, además de paliar algunos de sus síntomas molestos en nariz y garganta.

Se necesita: ***una olla, hojas y bayas de eucalipto, hojas secas de verónica, una toalla gruesa, una infusión de tila.***

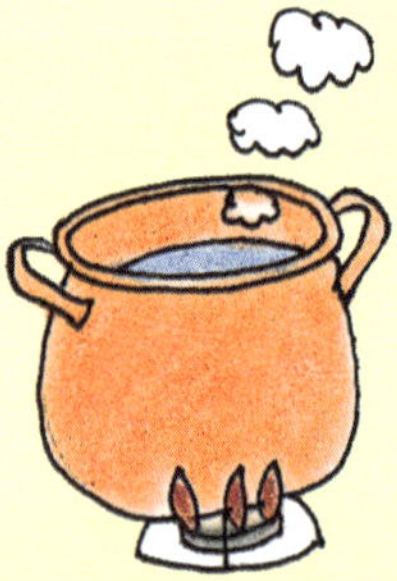

1. *Calentar agua en una olla hasta el punto de ebullición y apagar el fuego.*

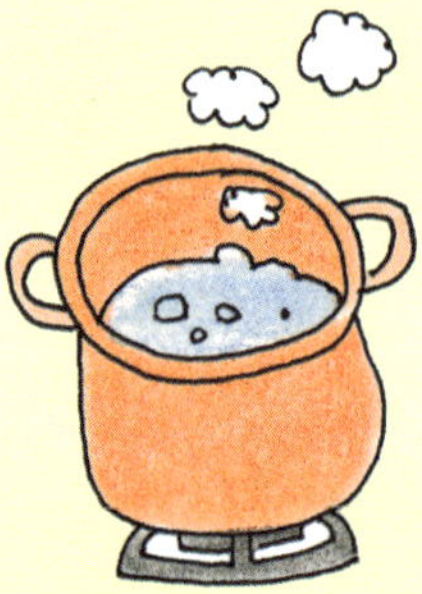

2. *Añadirle unas cuantas hojas y bayas de eucalipto, aunque no demasiadas porque el preparado podría ser muy irritante. Si la nariz es propensa a sangrar, poner unas hojas secas de verónica. (Por su carácter cicatrizante, en algunos lugares se creía que esta planta curaba la lepra y se la llama «hierba de los leprosos».)*

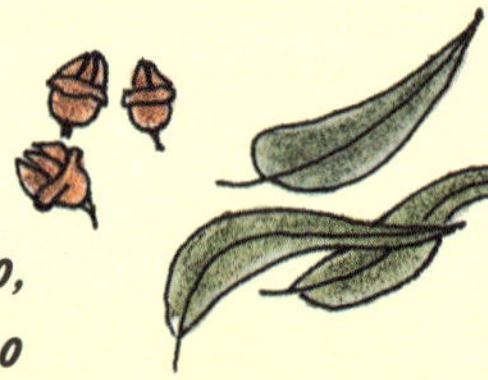

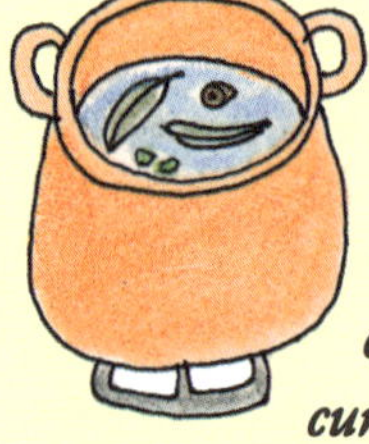

3. *Después de hervir el agua, dejar reposar un minuto, retirar la olla del fuego y colocarla sobre una tabla de madera.*

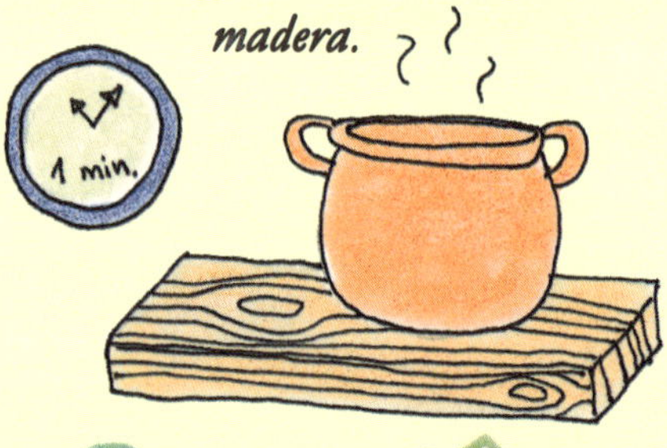

4. *Sentarse junto a la olla y cubrirse con una toalla que tape, también, sus bordes formando una pequeña tienda de campaña. Cuanto más gruesa sea la toalla, mejor recogerá los vapores.*

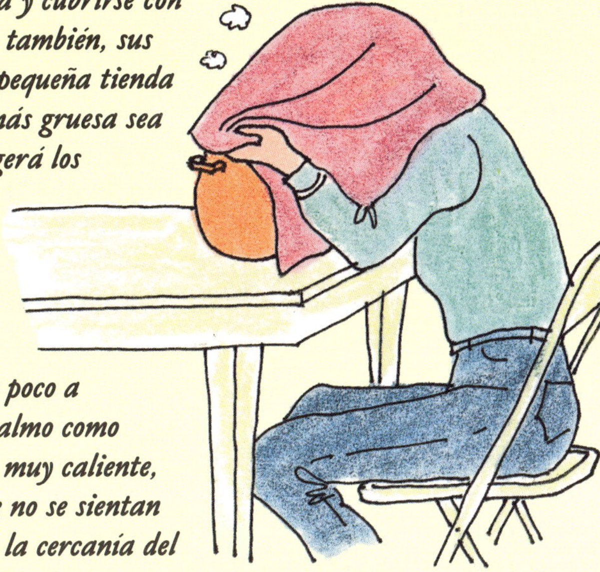

5. *Aspirar el vaho poco a poco a una distancia de un palmo como mínimo. Si el vapor está muy caliente, retirarse algo hasta que no se sientan molestias en la cara por la cercanía del agua hirviente.*

6. *Realizar esta operación durante unos ocho minutos, o hasta el momento en que notemos que el vapor se ha agotado.*

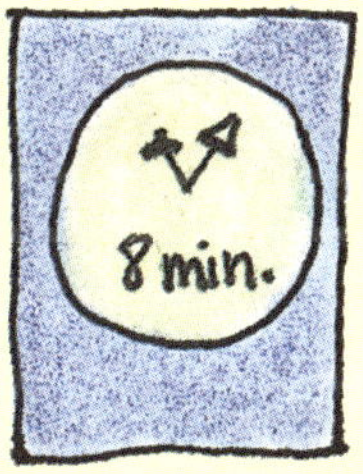

7. *La solución ya utilizada no debe volverse a hervir.*

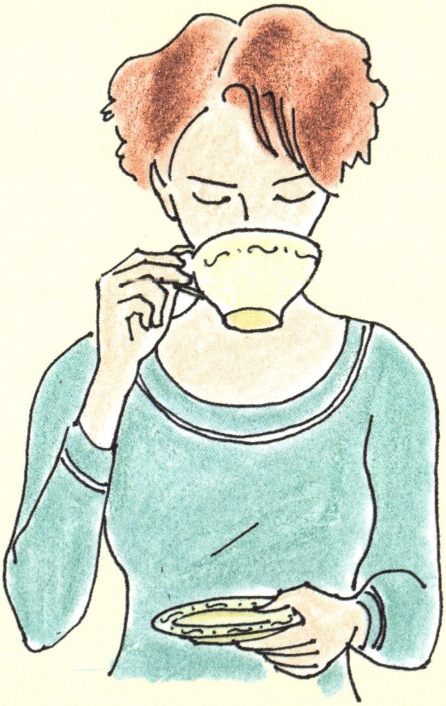

8. *Beber una infusión de tila, que calma la garganta, facilita la cicatrización y relaja. No salir nunca de casa inmediatamente después de tomar los vahos, porque puede producirse un enfriamiento.*

Gárgaras matinales para la carraspera

Si al levantarse nota la típica aspereza de garganta que provoca ronquera, olvídese de los caramelos milagrosos (a menos que sean de hierbas naturales sin ningún aditivo químico), de las pastillas y otros compuestos que, aunque de momento solucionan el problema, terminan por irritar más que curar.

Se necesita: *un cazo, tres vasos de agua, hojas de salvia, énula, menta o anís, un colador, tres cucharadas de miel de romero.*

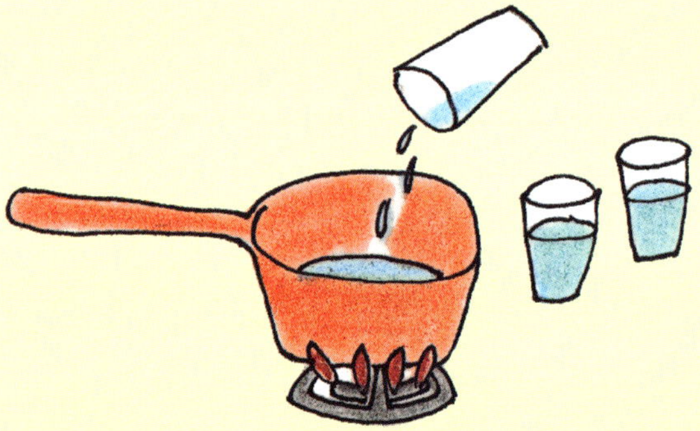

1. *Llevar a ebullición tres vasos de agua en un cazo, retirar del fuego y dejar reposar medio minuto.*

2. *Añadir un puñado de hojas de salvia. Agregar, si se tiene, un poco de énula, menta o anís hasta lograr una infusión fuerte y espesa.*

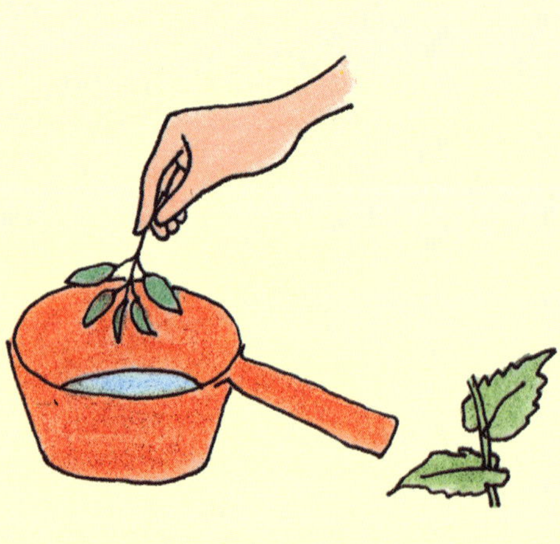

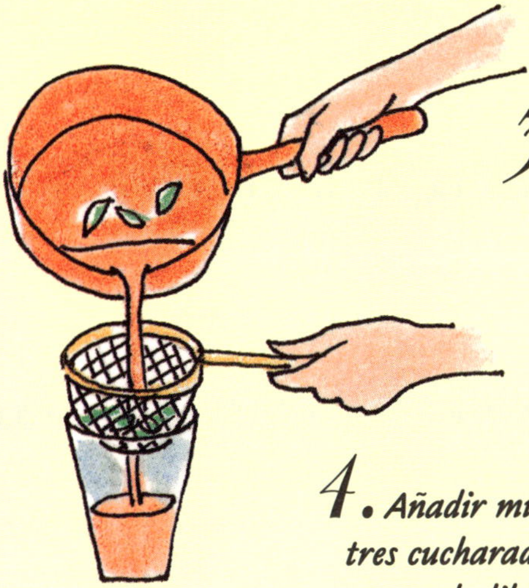

3. Colocar un colador de té sobre un vaso o un recipiente de barro y dejar caer suavemente el líquido de la infusión, sin que se formen grumos.

4. Añadir miel de romero, dos o tres cucharadas según el gusto personal, diluir con la cuchara lentamente y dejar enfriar.

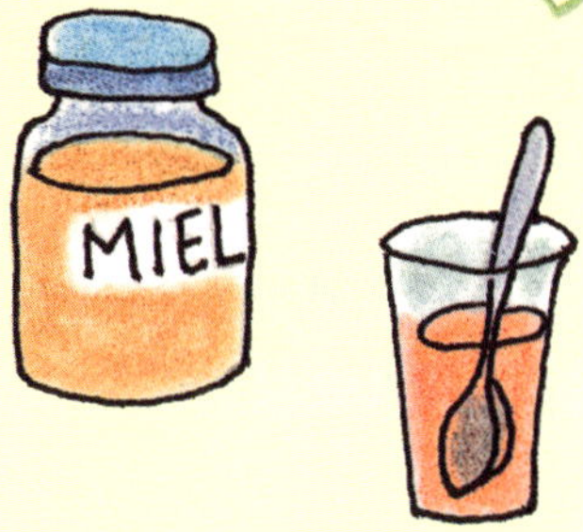

5. Cuando esta solución esté tibia, diríjase al cuarto de baño y comience a hacer las gárgaras. No exagere los gorgoritos durante el enjuague.

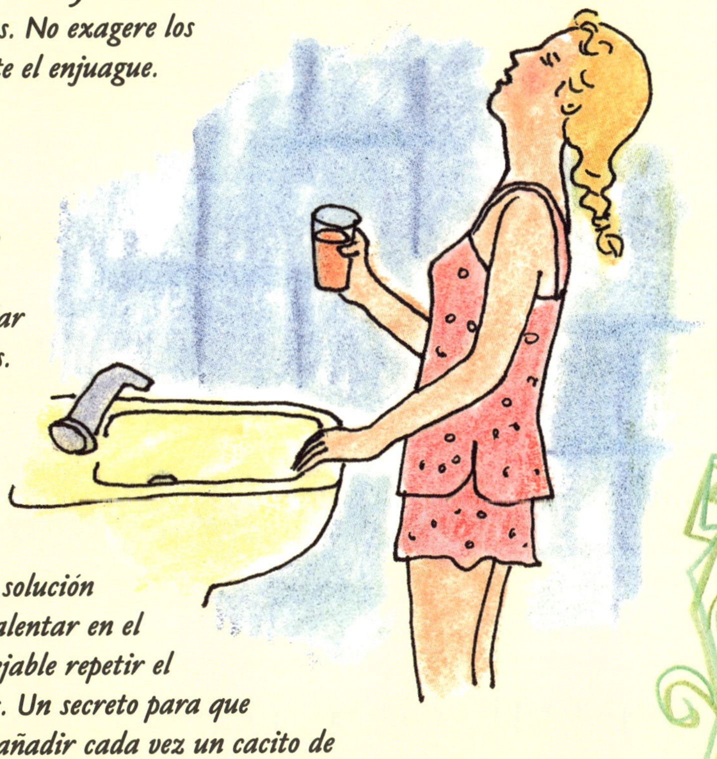

6. Procurar que el líquido repose cuatro o cinco segundos en la garganta antes de insuflar el aire para las gárgaras. Realizar esta operación entre cinco y diez veces.

7. No introducir la solución en el frigorífico ni recalentar en el microondas. Es aconsejable repetir el lavaje cada dos horas. Un secreto para que se mantenga tibia es añadir cada vez un cacito de agua muy caliente.

Confeccionar un dentífrico natural para encías sangrantes

Los dentífricos naturales, como el que proponemos en este remedio, pueden alternarse con el de uso habitual o ser buenos sustitutos de los productos de sabores fuertes y artificiales.

Se necesita: corteza de endrino, un mortero, remolacha, dos hojas de menta.

1. *Adquirir corteza de endrino (también llamado ciruelo silvestre) y dejarla secar unos días si no está bien seca. No añadir las bayas del fruto, como hacen algunos inexpertos. Éstas son ideales para fabricar licores, no para lavarse los dientes.*

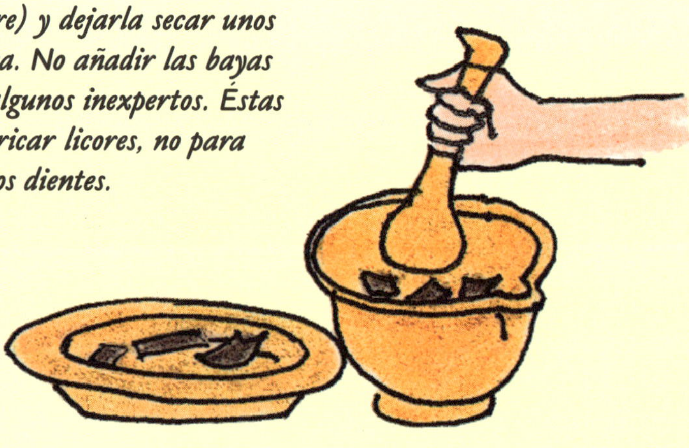

2. *Cuando la corteza de endrino esté bien seca, reducirla a polvo en el mortero.*

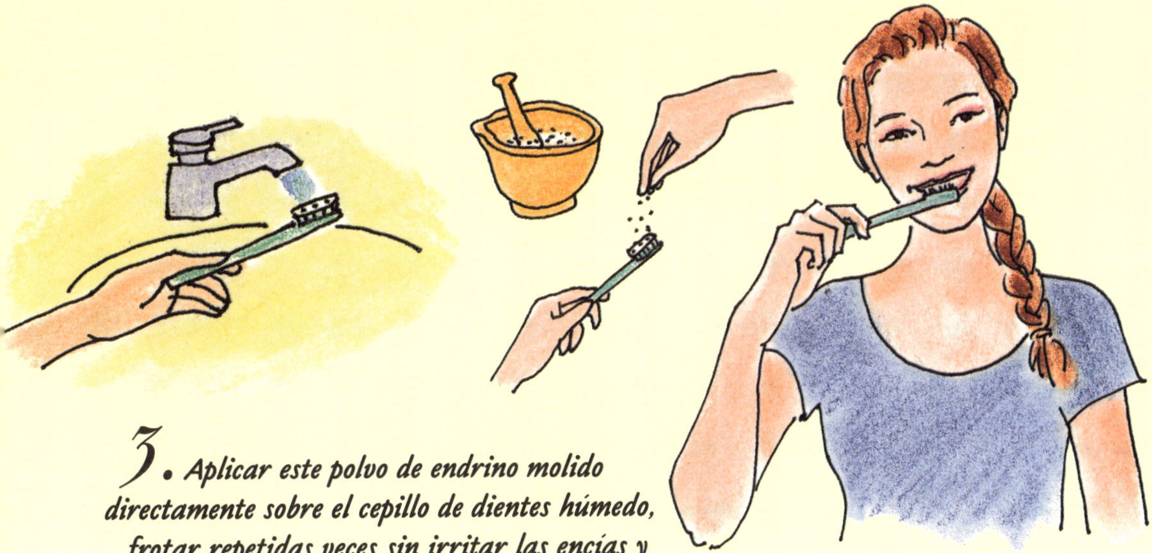

3. *Aplicar este polvo de endrino molido directamente sobre el cepillo de dientes húmedo, frotar repetidas veces sin irritar las encías y realizar después un enjuague de la boca. Limpiar dos veces al día o bien después de cada comida.*

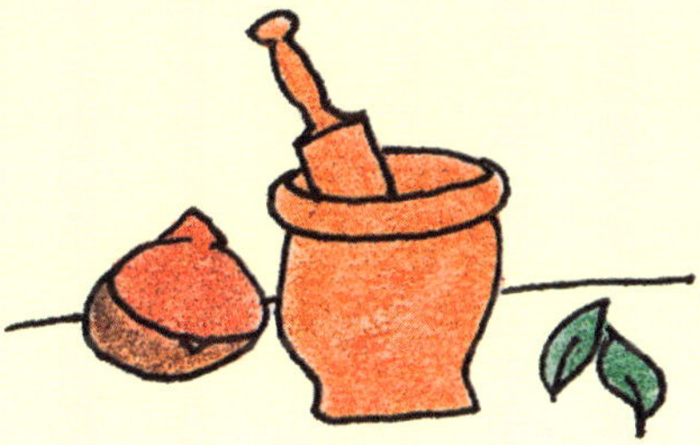

4. *Puede darse mayor frescor al dentífrico si se mezcla el polvo de endrino con una pasta de menta y remolacha. Primero, en el mortero realizar una masa con un poco de remolacha, para darle dulzura, y dos hojas de menta, para refrescar. Mezclar hasta que se forme una crema.*

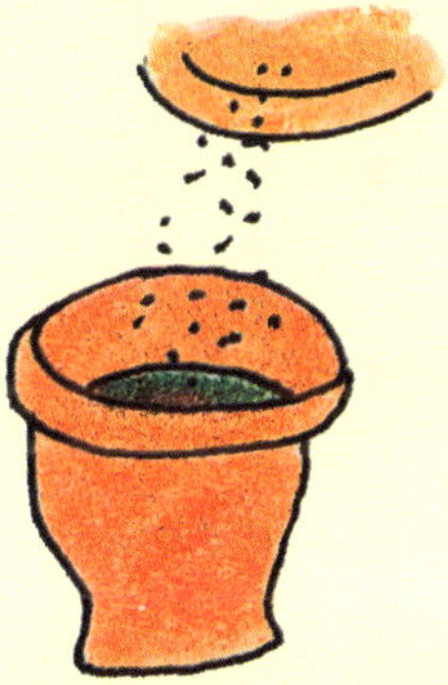

5. *Añadir el polvo de la corteza de endrino y remover bien hasta que los tres elementos se cohesionen.*

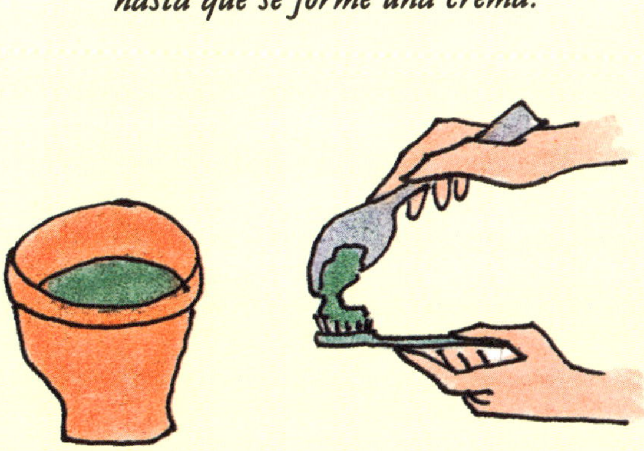

6. *Dejar reposar un rato, removiendo de vez en cuando, y aplicar sobre el cepillo de dientes. Frotar los dientes suavemente y dejar que la pasta permanezca un momento en la boca antes de enjuagar.*

Compota de ciruelas para el estreñimiento

En todos los remedios contra el estreñimiento es preciso tener en cuenta la importancia de la relajación personal, de la disciplina a la hora de hacer de vientre y, sobre todo, no pretender forzar la situación con soluciones enérgicas.

Se necesita: ***medio kilo de ciruelas claudias doradas, un cazo, unas cucharadas de azúcar, un bote de cristal mediano, una infusión de tila.***

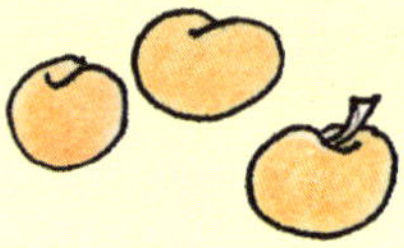

1. *Utilizar ciruelas claudias doradas, ya sean muy maduras o secas. Lavarlas bien y dejarlas dos horas en agua tibia, renovándola de vez en cuando.*

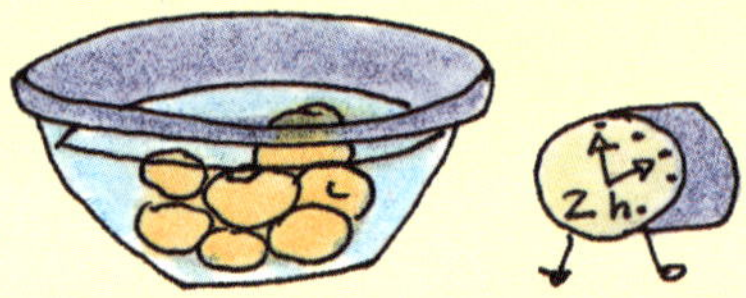

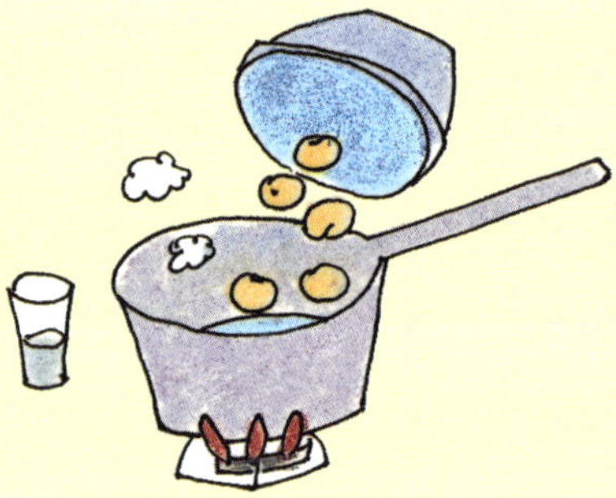

2. *Calentar un cazo con muy poca agua hasta el punto de ebullición y añadir medio kilo de estas ciruelas.*

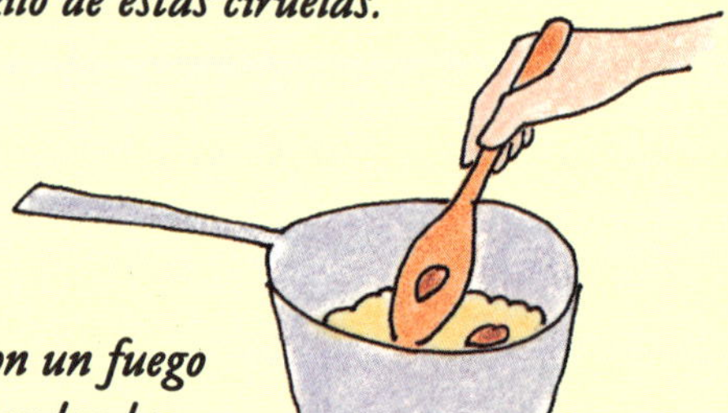

3. *Mientras se mantiene la cocción con un fuego moderado, remover hasta que se ablanden las ciruelas y extraer los huesos.*

4. *Añadir azúcar al gusto, pero sin convertir el contenido del cazo en un jarabe pastoso.*

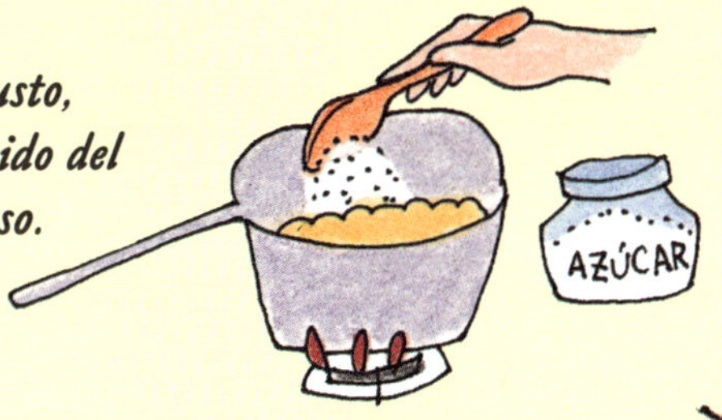

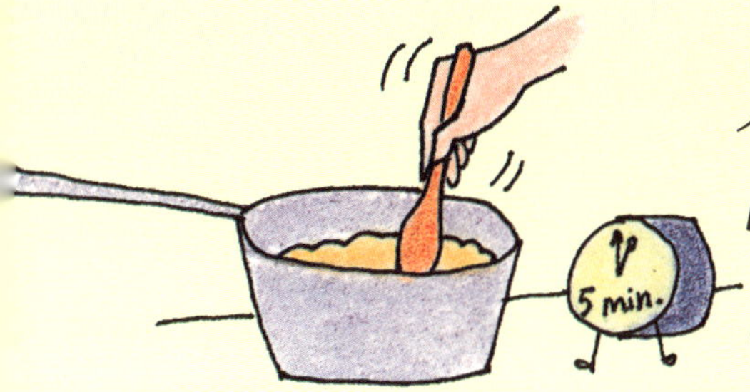

5. *Dejar enfriar cinco minutos y remover de nuevo. Después, colocar la masa en un pote pequeño de cerámica o un bote de cristal, que se puede dejar en lugar fresco o en el frigorífico.*

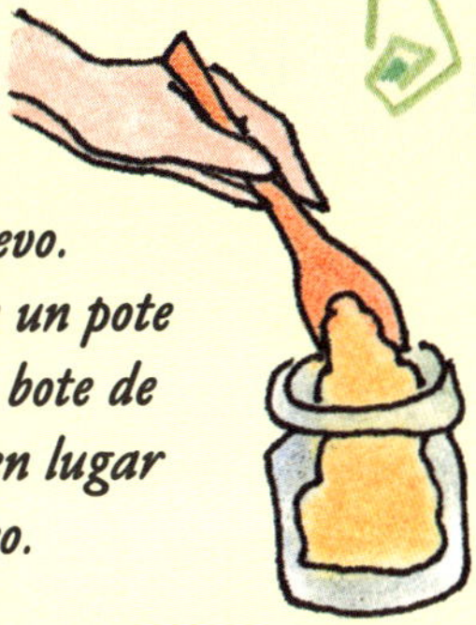

6. *Es preciso tomarse la compota en pequeñas cucharadas dando vueltas a cada porción en la boca para que esté acompañada por una salivación abundante.*

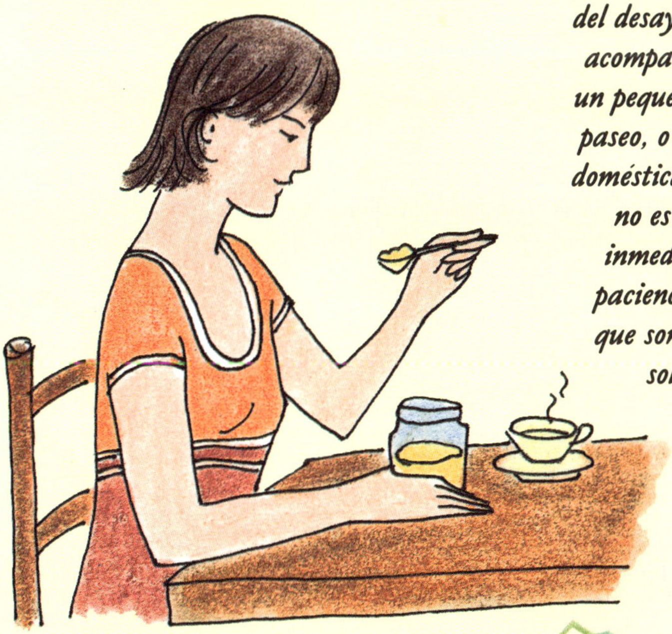

7. *Es aconsejable acompañar la compota tomando una infusión de tila, que relaja y prepara para hacer de vientre. Repetir después del desayuno, la comida y la cena, acompañando estas acciones con un pequeño ejercicio, como dar un paseo, o cualquier otra actividad doméstica. La compota de ciruelas no es un purgante de efecto inmediato; es necesario tener paciencia y esperar sus efectos, que son más duraderos que las soluciones milagrosas.*

Jarabe de moras para la garganta inflamada

Una de las consecuencias más desagradables de los resfriados es la inflamación de la garganta, para la que es muy apropiado este remedio natural.

Se necesita: *medio kilo de moras, dos limones, dos vasos de agua, una cazuela, cuatro cucharadas de azúcar, una infusión de manzanilla.*

1. *Recoger medio kilo de moras que estén maduras (color morado casi negro). Si se compran en la tienda, comprobar que no estén maduras en exceso.*

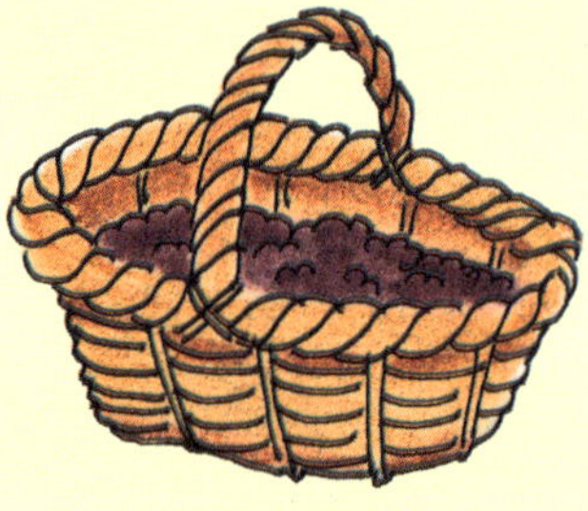

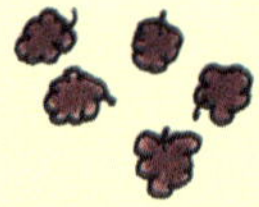

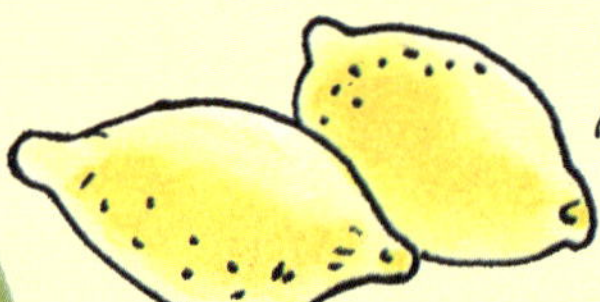

2. *Conseguir dos limones también maduros. Exprimirlos y dejar el zumo aparte.*

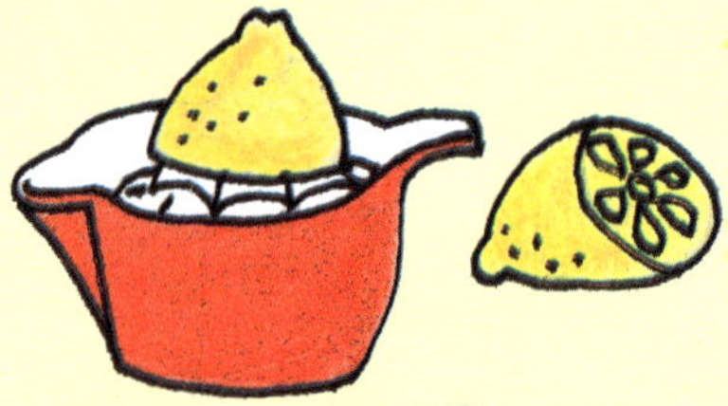

3. *Batir las moras con un poco de agua hasta obtener un zumo espeso y morado.*

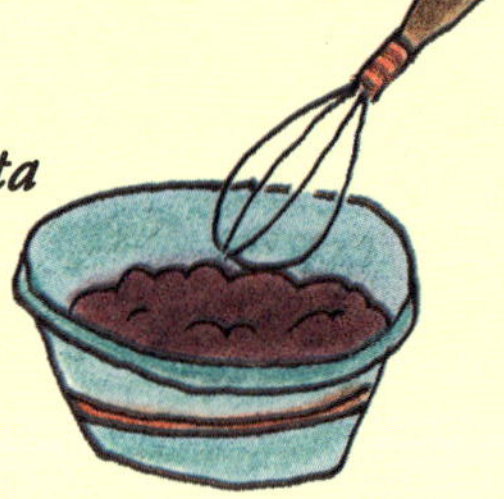

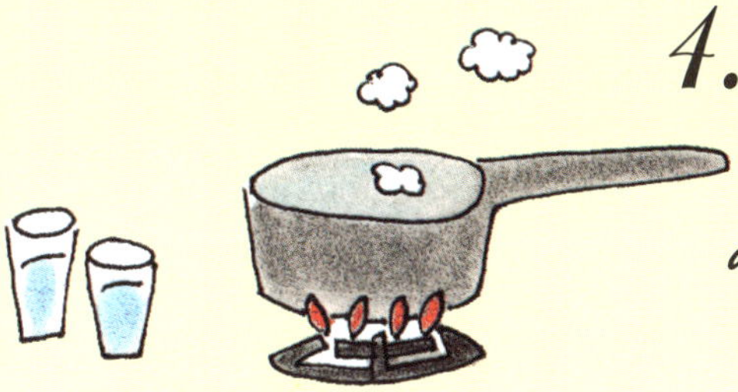

4. *Calentar dos vasos de agua en una cazuela hasta llegar al punto de ebullición. Sin dejar reposar, agregar las moras batidas y el zumo de limón. Mantenerlo a fuego lento hasta que quede todo bien diluido.*

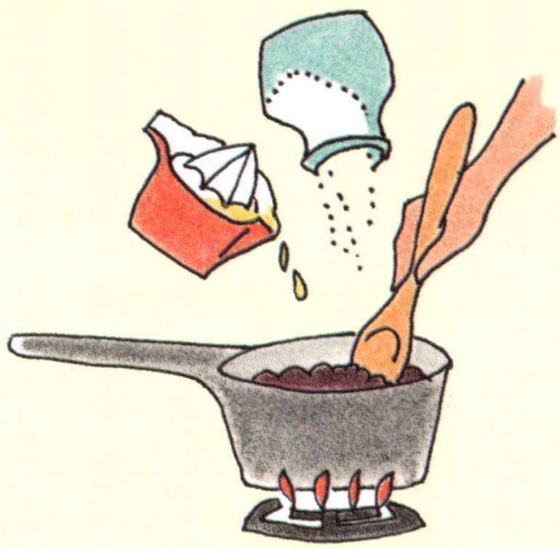

5. *Añadir azúcar a discreción, pero no más de cuatro cucharadas soperas. El sabor azucarado es una cuestión de gustos, pero el exceso siempre es nocivo.*

6. *Dejar enfriar un rato. Puede guardarse en el refrigerador y tomarse dos cucharadas tres veces al día. Una opción válida es tomar el jarabe con una tisana de manzanilla.*

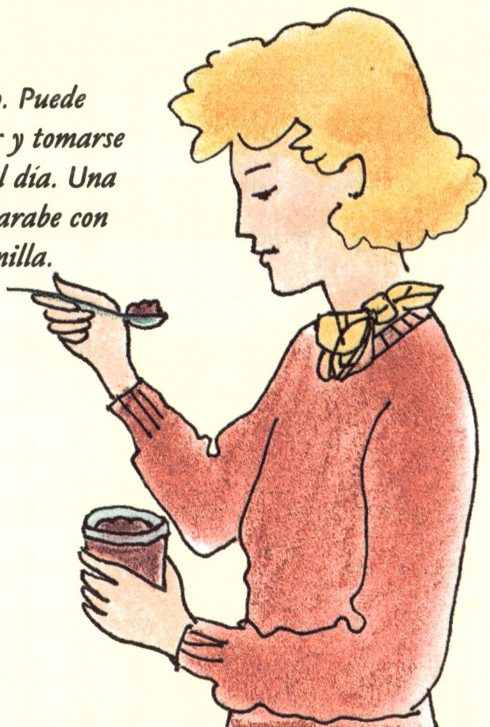

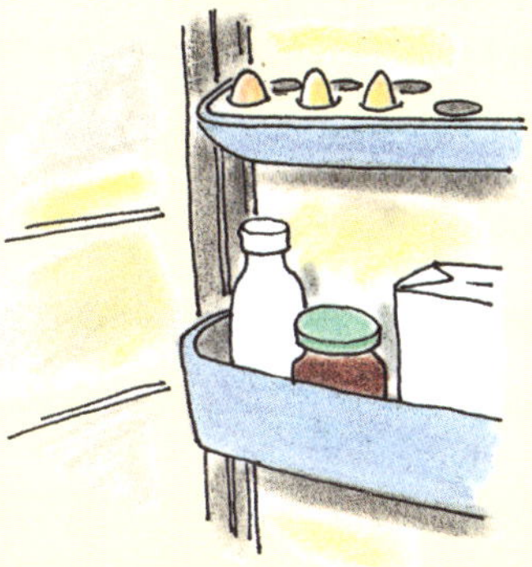

Dieta para la acidez de estómago

No comer nada mientras se sufre acidez de estómago, si ésta no proviene de una comida fuerte, es malo. El sufrimiento que se experimenta aumenta con el estómago vacío.

Se necesita: ***un plátano, dos manzanas, galletas no azucaradas, una licuadora, un tenedor, un limón, una infusión de tila o manzanilla.***

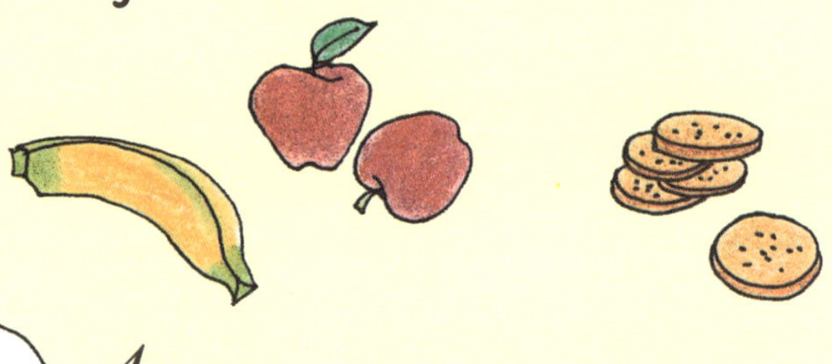

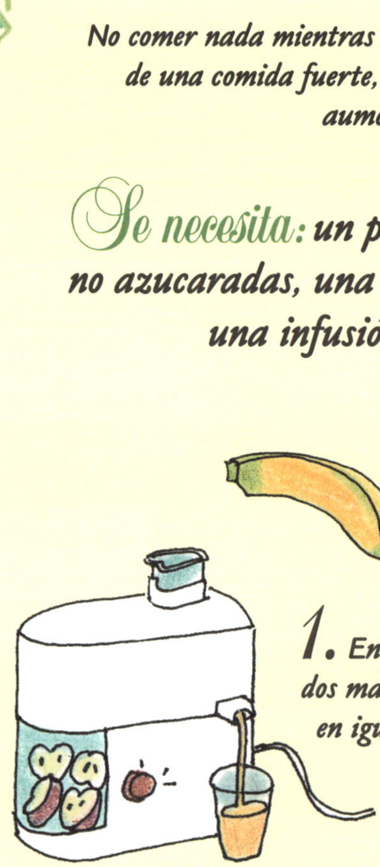

1. *En la licuadora hacer un zumo con las dos manzanas. Sin añadir azúcar, diluirlo en igual cantidad de agua que el néctar obtenido.*

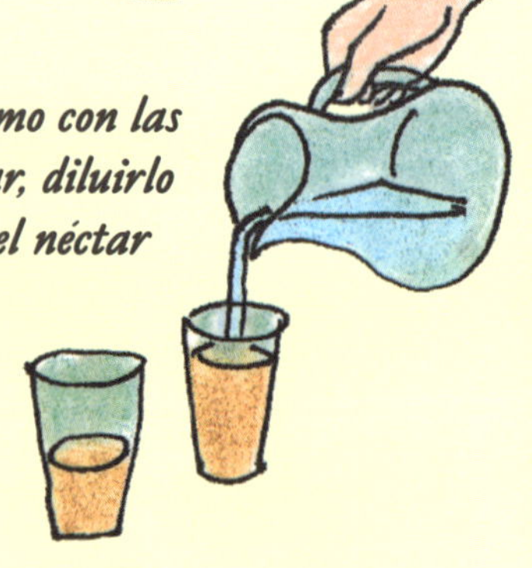

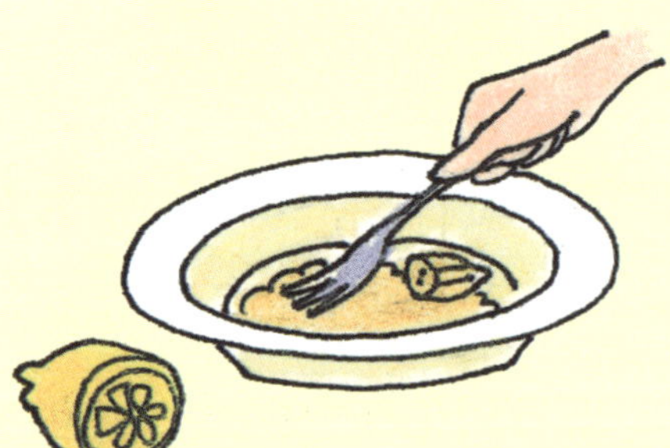

2. *En un plato, aplastar el plátano con un tenedor hasta conseguir un engrudo espeso y añadirle, al gusto, unas gotas de limón para formar una pasta cremosa.*

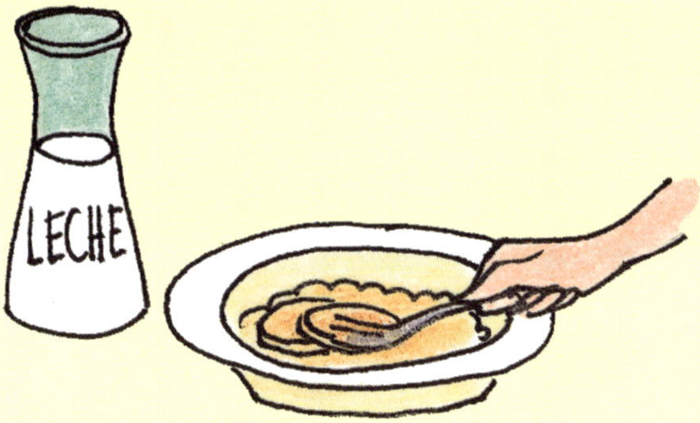

3. Agregar las galletas (pueden mojarse en un poco de leche) y desmenuzarlas igualmente con el tenedor hasta cohesionar toda esta masa. Es necesario tomarse este compuesto lentamente, procurando masticar bastantes veces para ayudar a la salivación.

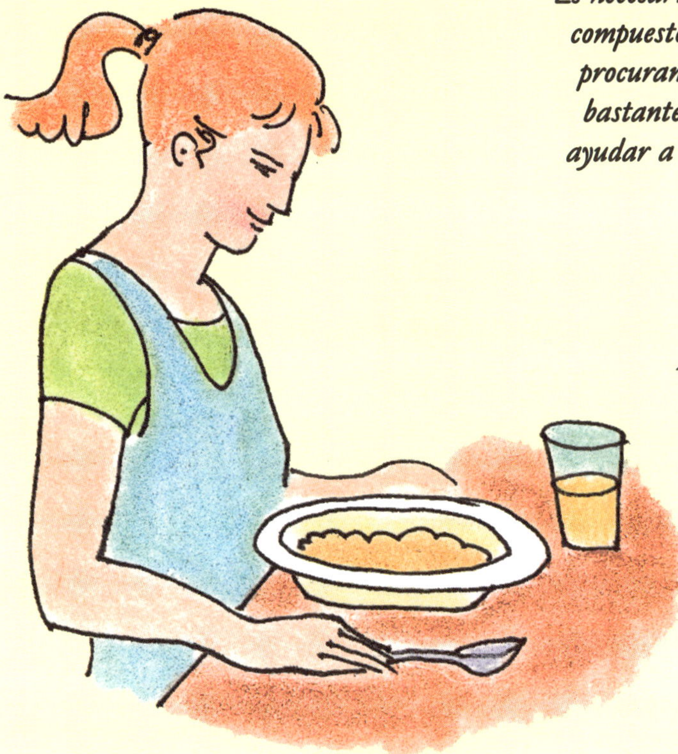

4. Debe tomarse acompañado de sorbos pequeños del zumo de manzana después de cada cucharada.

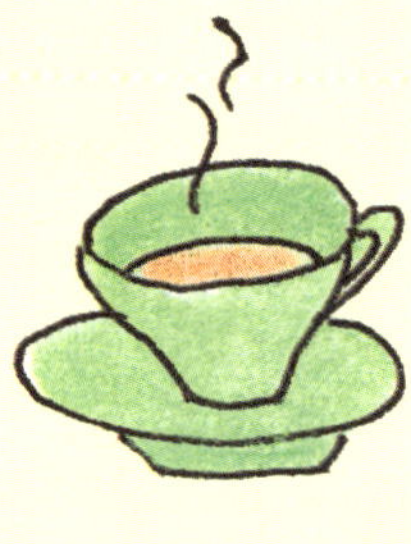

5. No ingerir otro tipo de zumos, como de naranja, piña, frutos tropicales o pomelo, mientras se sigue este tratamiento, porque aumentan la acidez de estómago en vez de disminuirla. En todo caso, podrían beberse infusiones suaves, como de tila o manzanilla.

Ralladuras de rábano para prevenir el enfriamiento

Hay que protegerse si se es propenso a los resfriados, y siempre es mejor prevenir que curar.

Se necesita: *una raíz de rábano mediana, sal, dos hojas de menta fresca, un bote pequeño de cristal, un vasito de vinagre blanco.*

1. ***Elegir una raíz de rábano mediana. Después de pelarla, limpiarla bien y lavarla.***

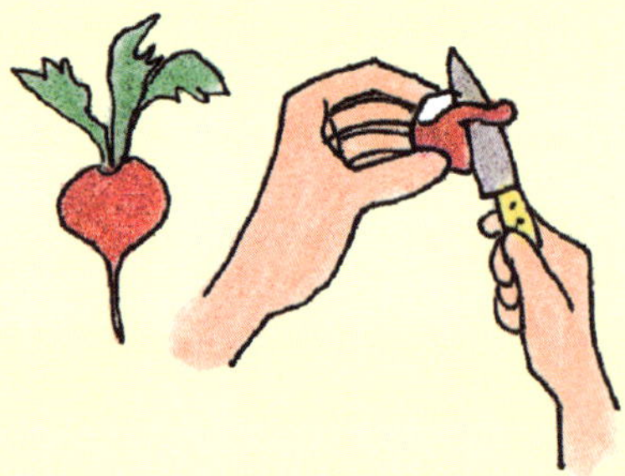

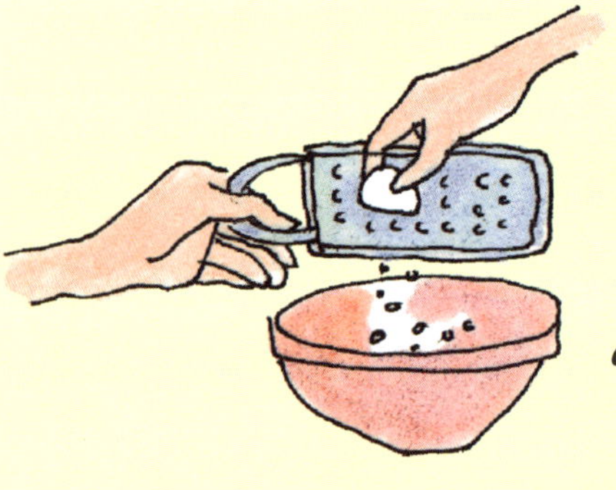

2. ***Rallarla hasta formar un montoncito de raspaduras. Para que no se pierda el jugo, hacer la operación sobre un cuenco de cerámica o cualquier otro recipiente pequeño. Después añadir sal muy ligeramente, dando vueltas a la masa con una cuchara.***

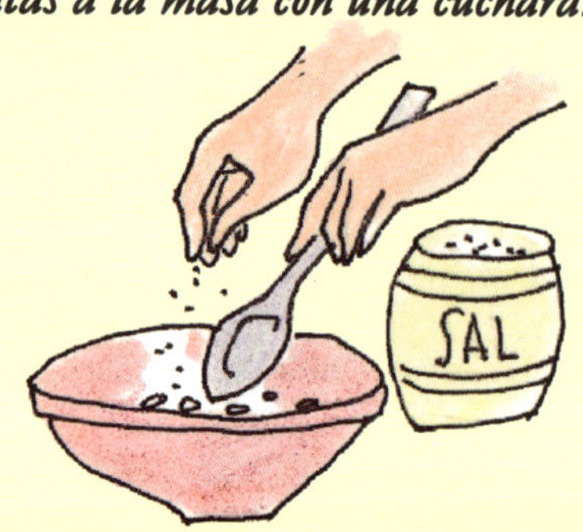

3. *En un plato picar una o dos hojas de menta fresca.*

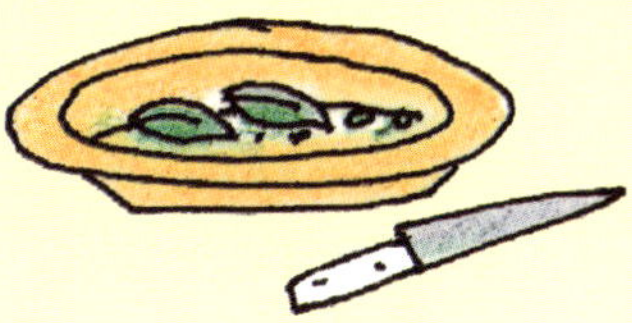

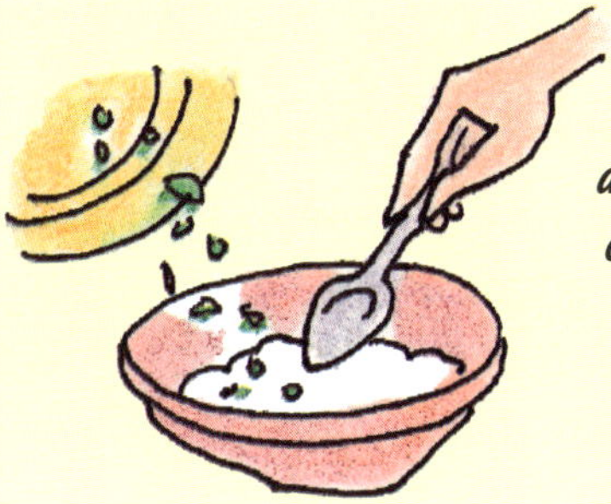

4. *Mezclar la pasta de rábano con la menta e introducir todo en un bote de cristal hasta llenarlo, pero sin presionar.*

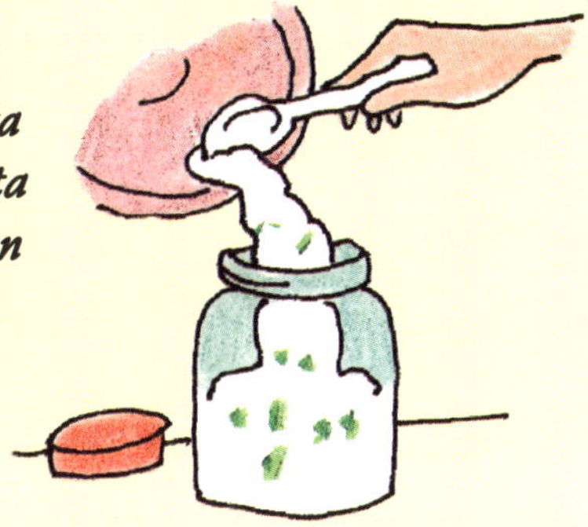

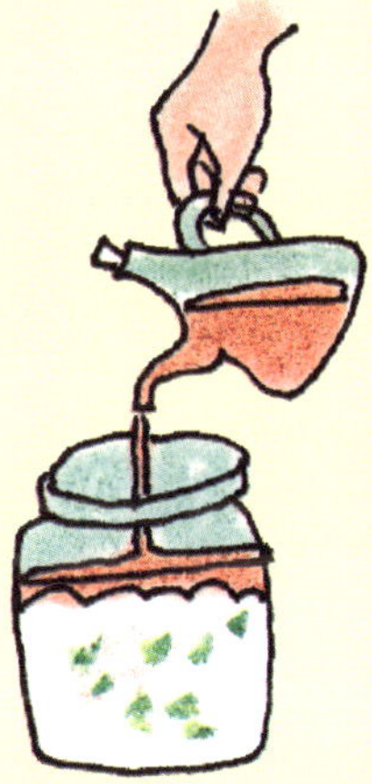

5. *Añadir vinagre blanco hasta cubrir la pasta. El vinagre debe equivaler, como mucho, a una décima parte de la masa. Tapar y agitar la emulsión para que se unan los elementos. Dejar reposar el compuesto tapado en un lugar fresco durante dos días, como mínimo.*

6. *Cuando se desee utilizar la pasta de rábano, agitar el contenido del bote para que los elementos se estabilicen y tomar una cucharadita del preparado.*

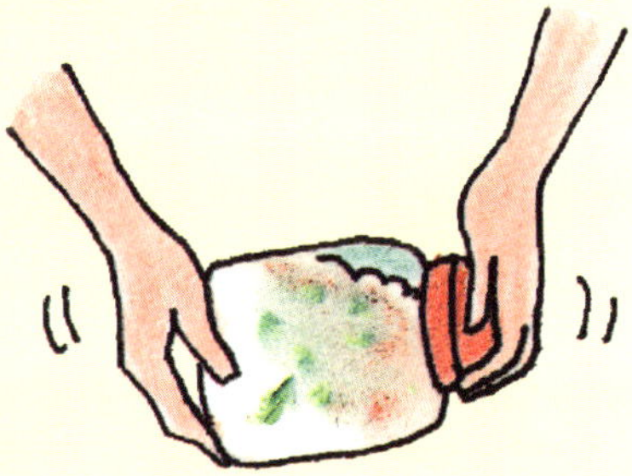

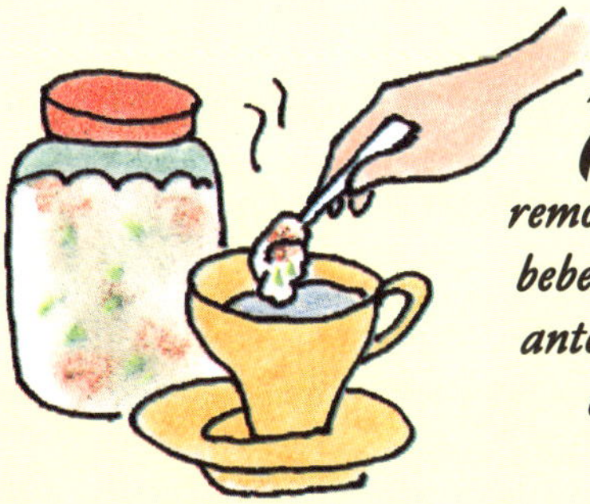

7. *Unirla a una taza de agua caliente y remover suavemente hasta que se disuelva. Debe beberse en sorbos pequeños. Repetir la operación antes de cada comida, a la hora del desayuno y en la que correspondería a la merienda.*

Cataplasma de acedera y cebolla para los flemones

El flemón es una inflamación en las encías cuya supuración suele ser muy dolorosa. Los remedios naturales pueden aliviar el dolor y evitan el consumo excesivo de analgésicos.

Se necesita: ***hojas de acedera, media cebolla, unas gotas de vinagre, un mortero, una infusión de manzanilla, un lienzo de tela gruesa.***

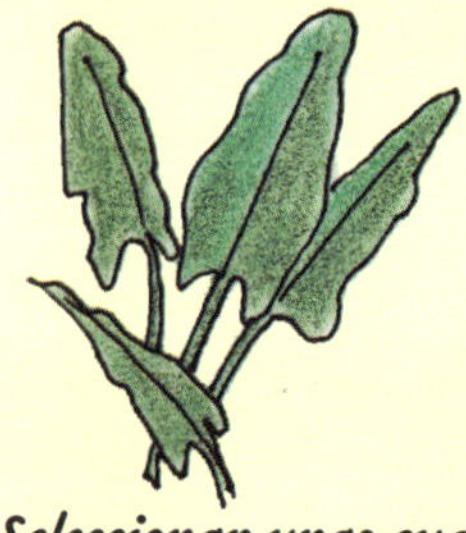

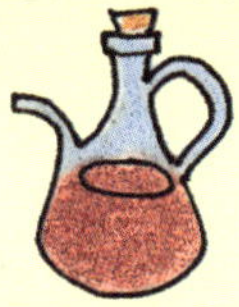

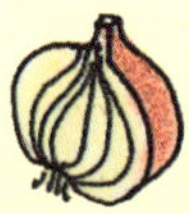

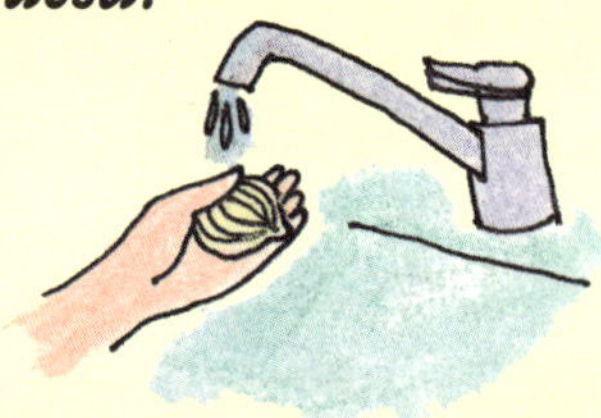

1. ***Seleccionar unas cuantas hojas de acedera alargadas, gruesas y dentadas que no se hayan secado, media cebolla y unas gotas de vinagre. Lavar la cebolla para que no huela.***

2. ***Picar la acedera y la cebolla en trozos pequeños e introducirlos posteriormente en un mortero. Majar durante un rato añadiendo un chorrito de vinagre, que realiza la función de lubricador. Esperar hasta que se haya formado una pasta cohesionada.***

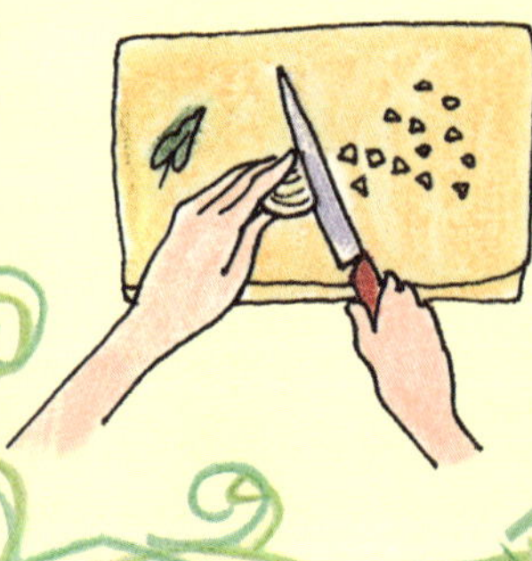

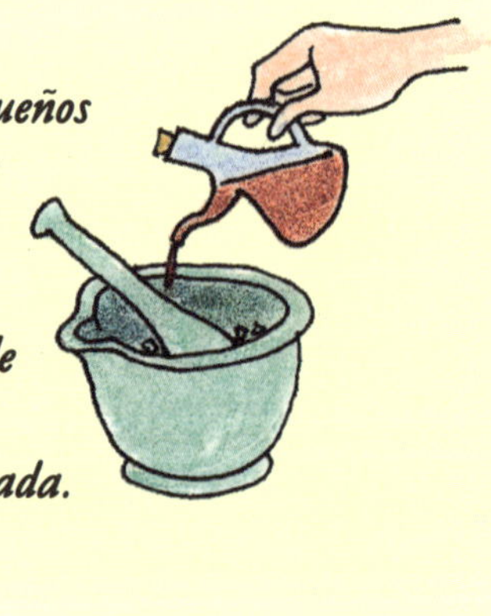

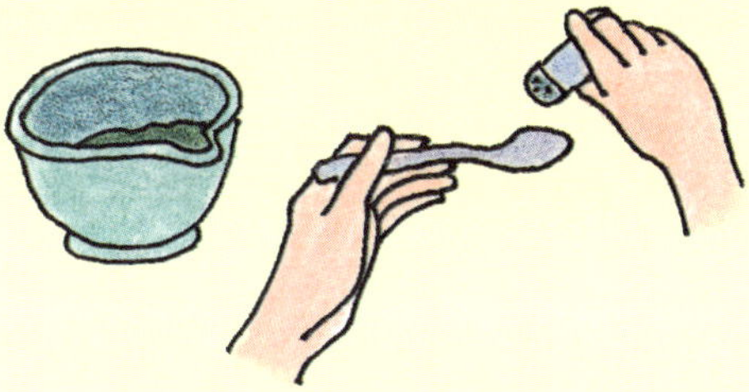

3. Reservar una parte de esta mezcla para practicar posteriormente enjuagues bucales y otra para realizar el emplasto.

4. Para la limpieza y el enjuague bucales, coger una cucharadita del compuesto y salarla. Tomarla y disolverla en la boca poco a poco. Al finalizar, enjuagarse la boca con una infusión de manzanilla tibia.

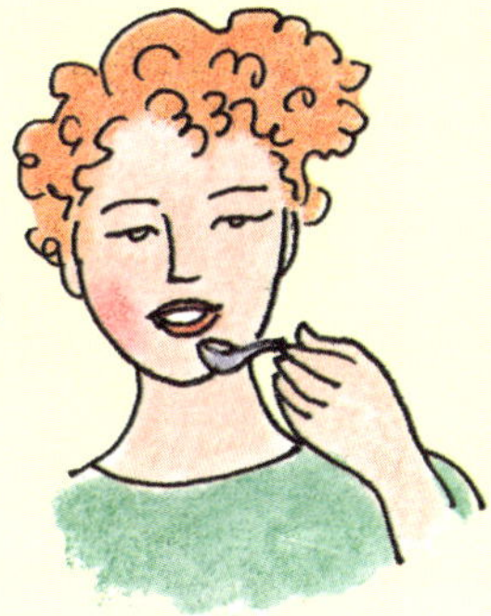

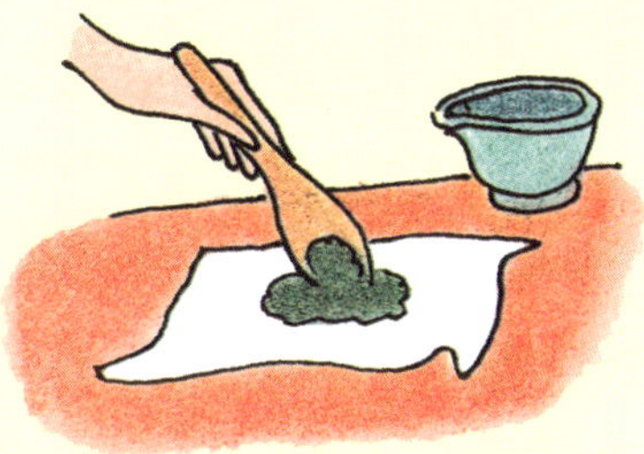

5. Colocar el resto de la combinación de acedera y cebolla en el centro de un lienzo pequeño de tela gruesa.

6. Aplicar este compuesto sobre el flemón haciendo que la amalgama de acedera y cebolla toque directamente la parte irritada y sostener el trapo con la mano.

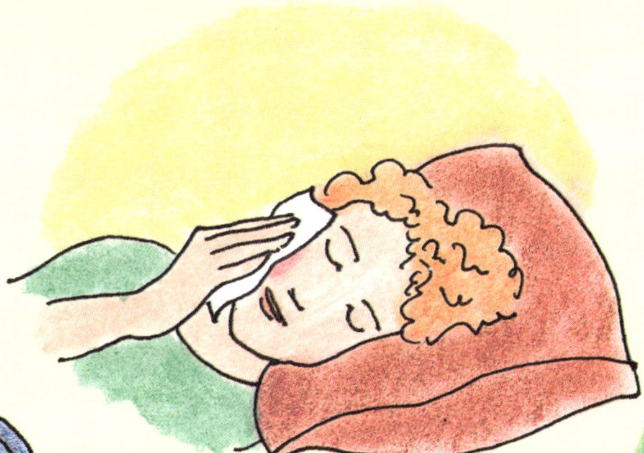

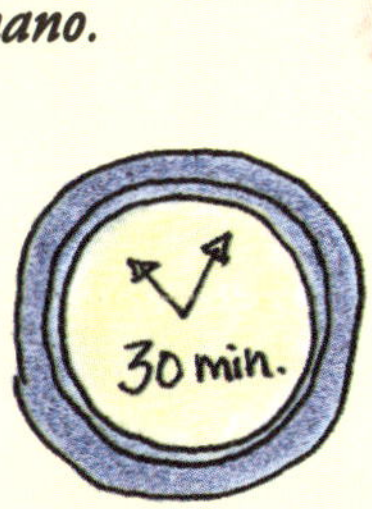

7. Mantener una media hora esta mezcla colocada directamente sobre el flemón mientras se descansa en un sillón o con la cabeza sobre una almohada. Después limpiar con suavidad la zona y repetir cada tres horas hasta que descienda la inflamación.

Jarabe calmante de malvavisco para dolores intestinales

En el caso de que las molestias intestinales pasajeras sean producto de la tensión y del estrés, éstas pueden solucionarse con unas infusiones de manzanilla o tila, pero si persisten podemos probar una solución más efectiva.

Se necesita: *una raíz de malvavisco, una olla, tres vasos de agua, cuatro hojas de menta fresca, cinco cucharadas de azúcar, un tamiz de paño, un pote de barro, una infusión de boldo.*

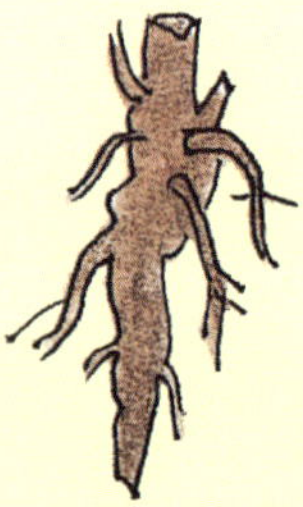

1. Coger una raíz de malvavisco, limpiarla y mantenerla en remojo durante dos días en una solución con agua y hojas de menta.

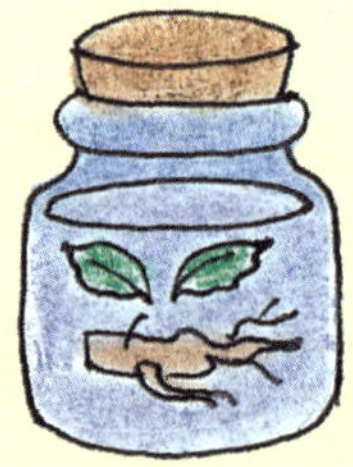

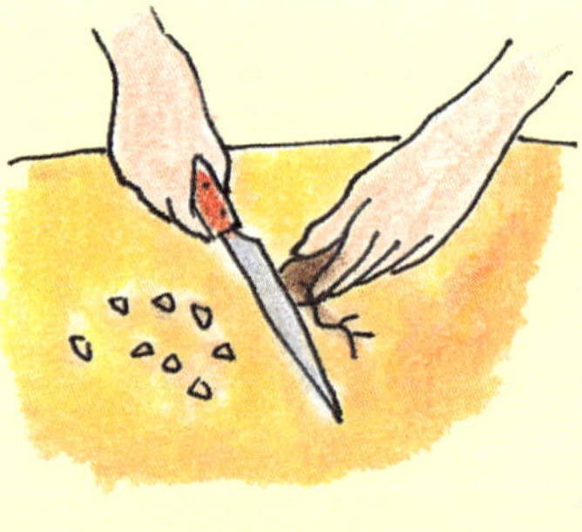

2. Retirar el agua, raspar un poco la corteza y picar la raíz en dados pequeños.

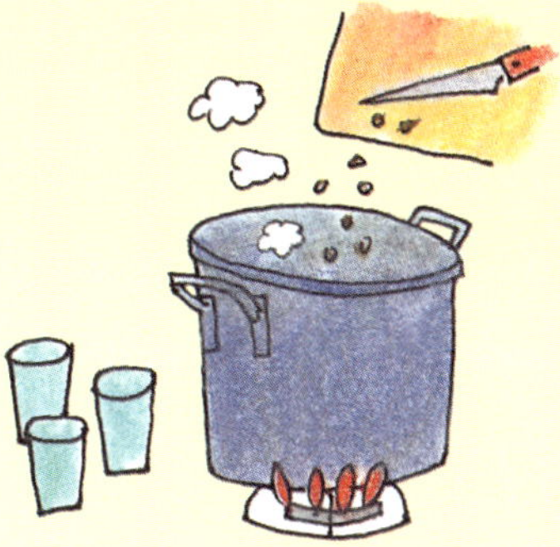

3. Calentar tres vasos de agua en una olla. Llevarla al punto de ebullición, añadir la raíz y cocer a fuego lento.

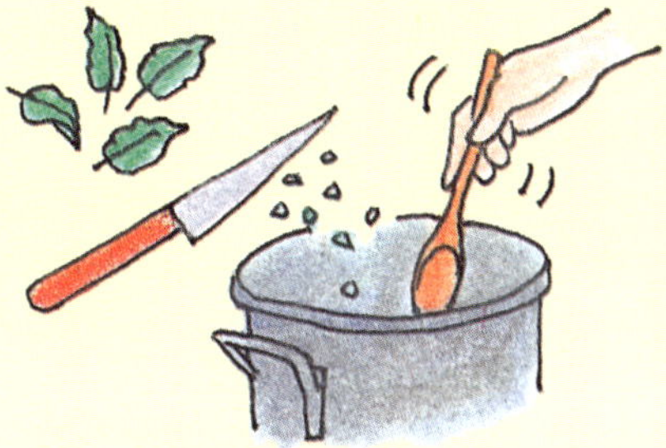

4. Picar cuatro hojas de menta fresca y añadir a la olla sin dejar de remover.

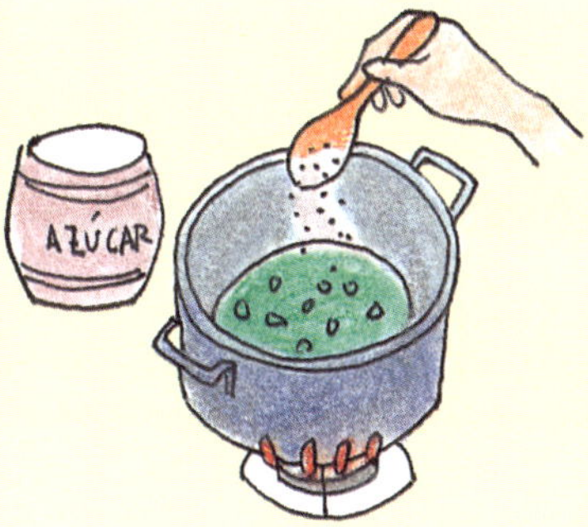

5. Posteriormente, agregar cinco cucharadas de azúcar y continuar removiendo pero sin batir. Procurando que no se pegue y que no descienda el nivel del agua, cocer hasta que la mezcla quede bien diluida.

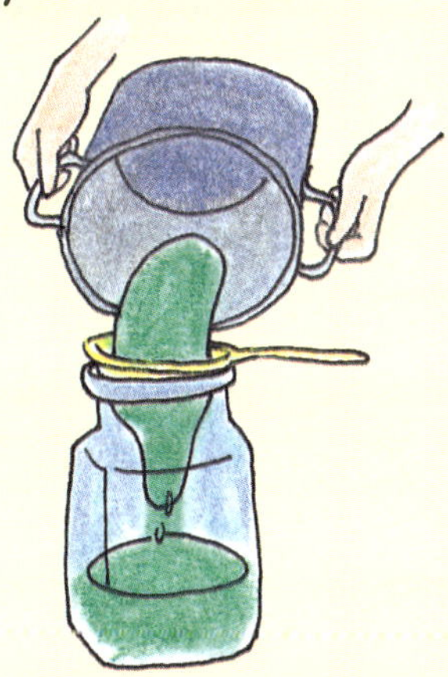

6. Dejar reposar un momento hasta que se encuentre tibio y pasar la solución por un tamiz de paño.

7. Una vez enfriado, introducir este jarabe en un frasco de cristal o en un pote de barro bien tapado. Dejar en reposo al menos un día.

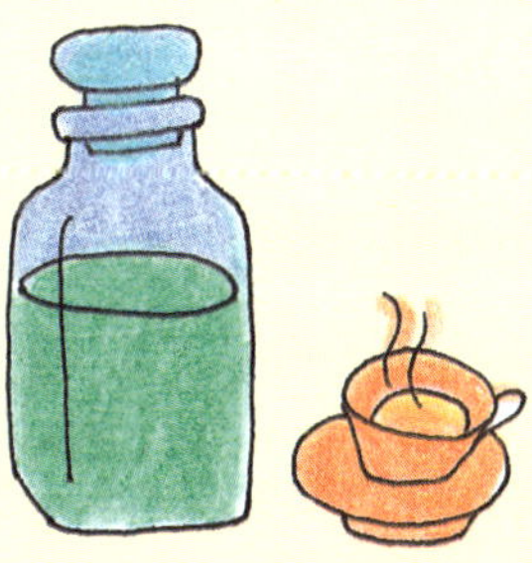

8. Cuando se sientan las molestias intestinales, tomar dos cucharadas pequeñas acompañadas de una infusión de boldo.

Remedio contra el mal olor corporal

La mayoría de los malos olores corporales provienen de una mala alimentación, del estrés o de la falta de higiene. Este remedio es sólo parcial si no se modifica la dieta.

Se necesita: ***un cazo, dos cucharaditas de manzanilla molida, dos cucharaditas de tomillo molido, dos limones, gel de baño natural, bicarbonato.***

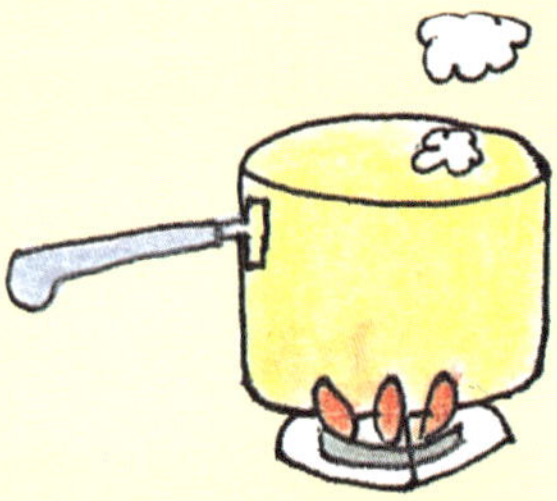

1. *En un cazo, llevar a ebullición medio litro de agua. Retirar del fuego y dejar reposar un momento. Preparar una infusión con dos cucharaditas de manzanilla y dos cucharaditas de tomillo. Tapar y esperar cinco minutos.*

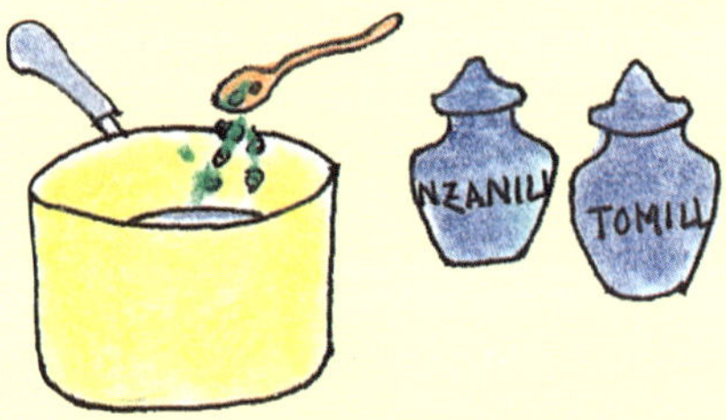

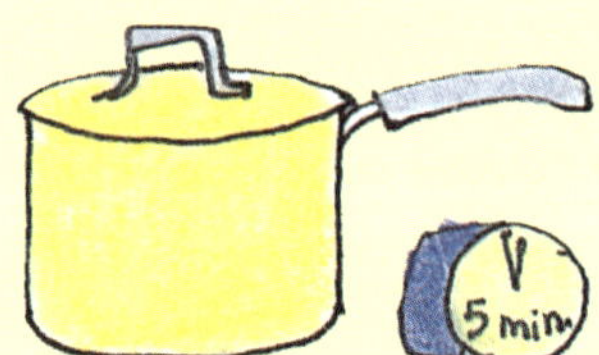

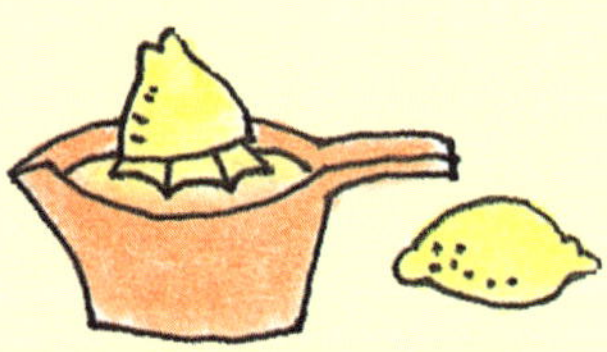

2. *Exprimir uno o dos limones y añadir el jugo a la infusión cuando ésta se encuentre ya tibia.*

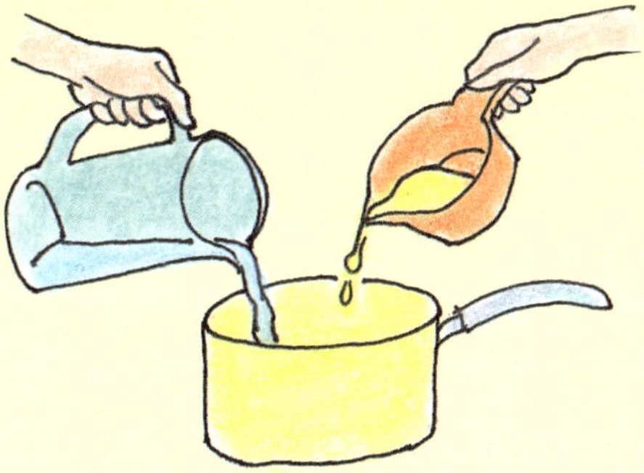

3. *Añadir medio litro de agua caliente más.*

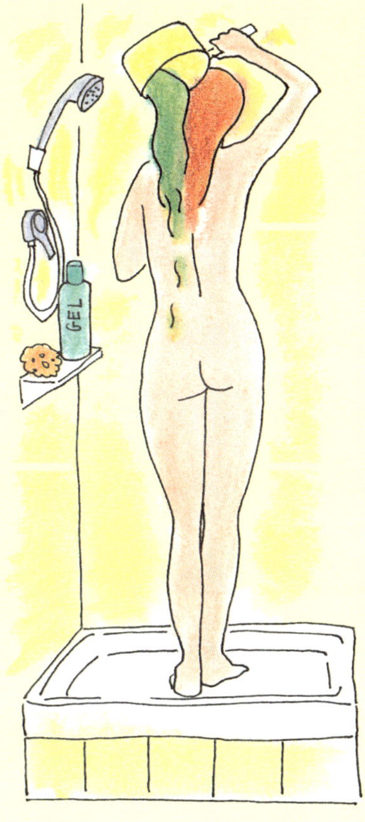

4. *Dejar reposar hasta que la solución esté tibia. Mientras, tomar una ducha y lavarse con un gel natural.*

5. *Al terminar la ducha, extenderse por todo el cuerpo la solución de manzanilla, tomillo y limón. Esperar unos dos minutos y enjuagarse con agua tibia.*

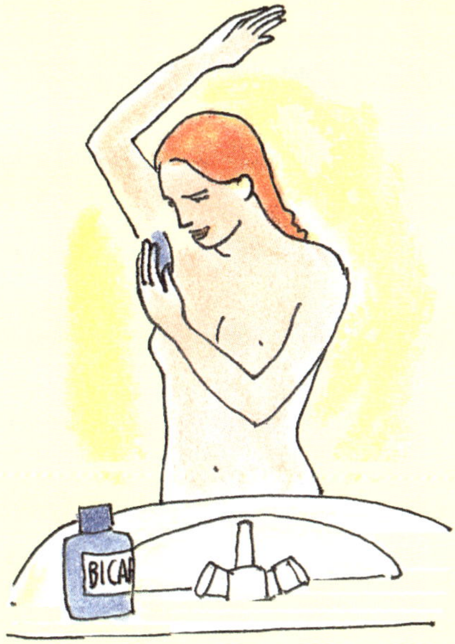

6. *Después de secarse todo el cuerpo con una toalla de paño suave, no utilizar ningún desodorante agresivo de tipo químico. Por las axilas, bien limpias, puede pasarse con la palma de la mano una solución de agua tibia donde se haya diluido un poco de bicarbonato.*

7. *Enjuagarse y secarse las axilas. Repetir estas duchas durante una semana e intentar variar al mismo tiempo la dieta alimentaria.*

Infusión para el dolor de cabeza provocado por la nariz congestionada

La nariz es uno de los órganos fundamentales de nuestro cuerpo, y de los más olvidados. A veces llama nuestra atención provocando jaquecas cuando se encuentra congestionada. Este remedio favorece la buena respiración y ayuda al mismo tiempo a que desaparezca el dolor de cabeza.

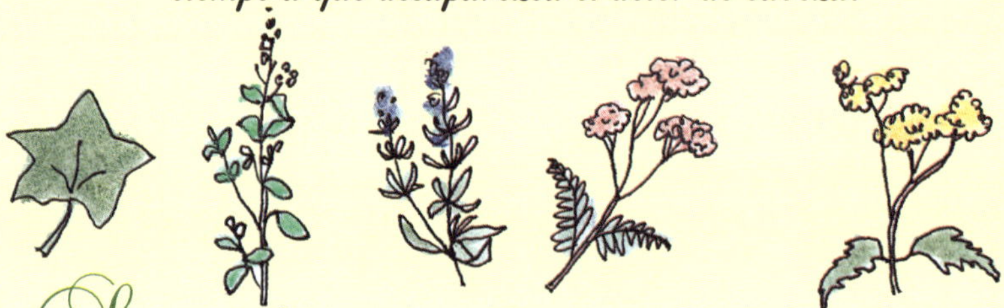

Se necesita: una olla, hiedra, mejorana, hisopo, milenrama, una pera o una tetera especial para lavar la nariz, un frasco de cristal pequeño.

1. Calentar agua en una olla hasta el punto de ebullición, retirar del fuego y dejar reposar unos segundos.

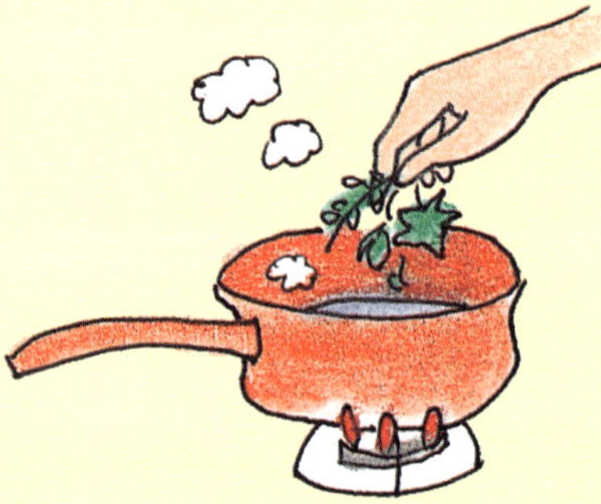

2. Añadir una pizca de hiedra, mejorana, hisopo y milenrama (también se puede agregar ulmaria, aunque es más difícil de encontrar habitualmente). Si se carece de algunos de estos ingredientes, bastará con utilizar sólo algunos de ellos.

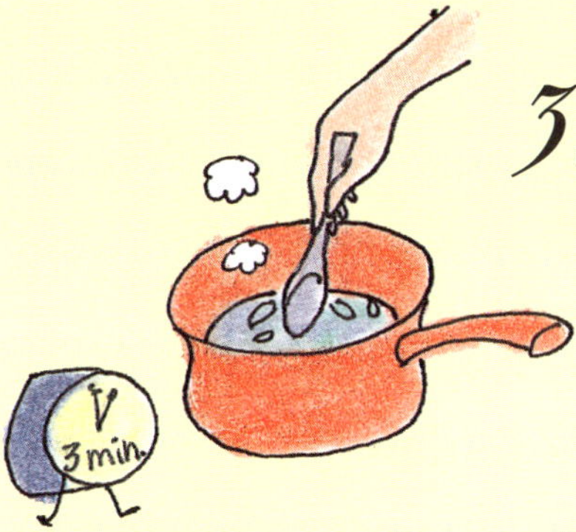

3. Dejar reposar tres minutos la cocción obtenida removiendo de vez en cuando.

4. No dejar enfriar mucho, porque sus efectos son mayores si está muy caliente, aunque no debe quemar.

5. Tomar a pequeños sorbos y dejar que su efecto se manifieste poco a poco. Es necesario estar sentado o recostado para lograr una perfecta relajación.

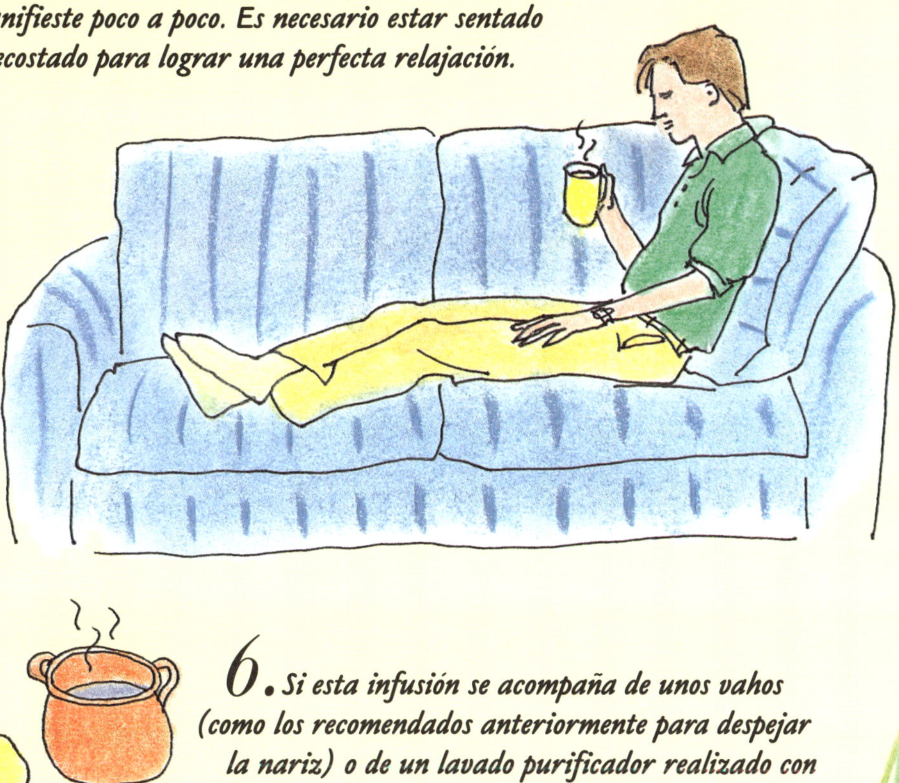

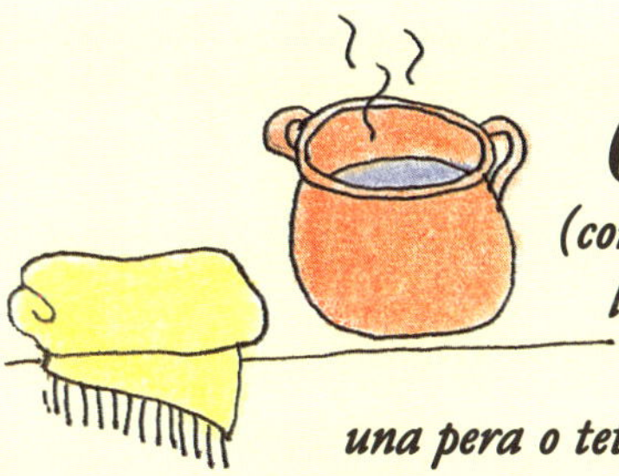

6. Si esta infusión se acompaña de unos vahos (como los recomendados anteriormente para despejar la nariz) o de un lavado purificador realizado con agua salada y tibia introducida en la nariz con una pera o tetera especial, los efectos son mayores. Tampoco se debe abusar de estas soluciones ni hay que pretender una respiración absolutamente limpia, en un principio, con métodos cáusticos, que pueden ocasionar un aumento del dolor de cabeza.

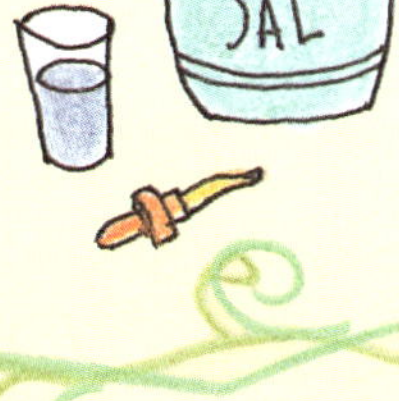

Remedio para el sudor de pies

El sudor de los pies, en pieles delicadas, es consecuencia en muchas ocasiones de la utilización de calcetines cuyo tejido ha sido realizado con fibras artificiales.

Se necesita: ***un mortero, una hoja de nogal, pétalos de rosa y geranio, una infusión de equiseto menor, una palangana, sal de mar.***

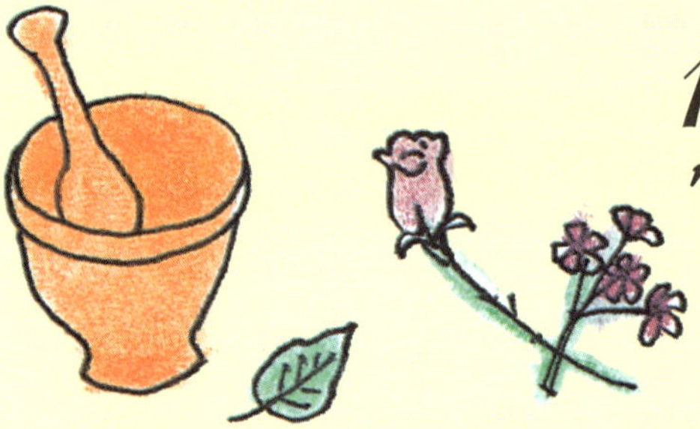

1. Machacar una hoja de nogal en el mortero o adquirir cincuenta gramos de hojas de nogal en polvo. Añadir unos pétalos de rosa y geranio y machacarlos también.

2. Calentar un litro de agua hasta el punto de ebullición, retirar del fuego y añadir la mezcla.

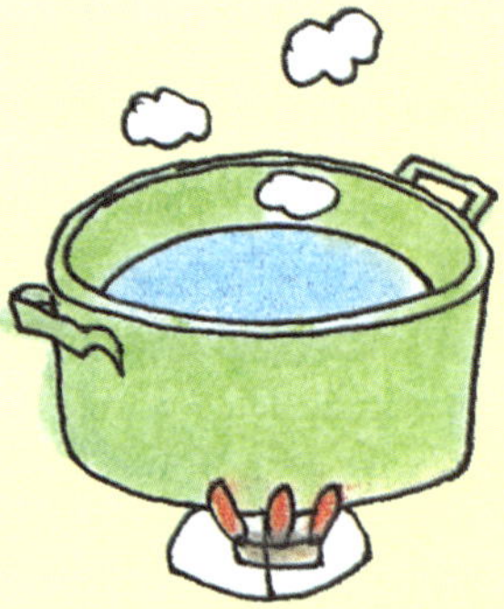

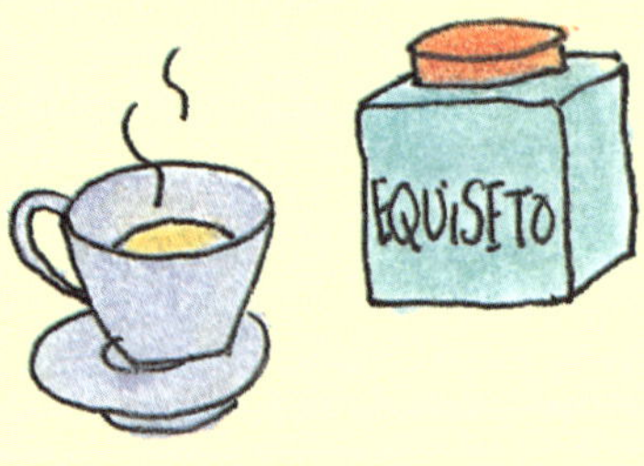

3. Mientras se enfría, beber una infusión de equiseto menor diluida (cuatro cucharadas por litro de agua).

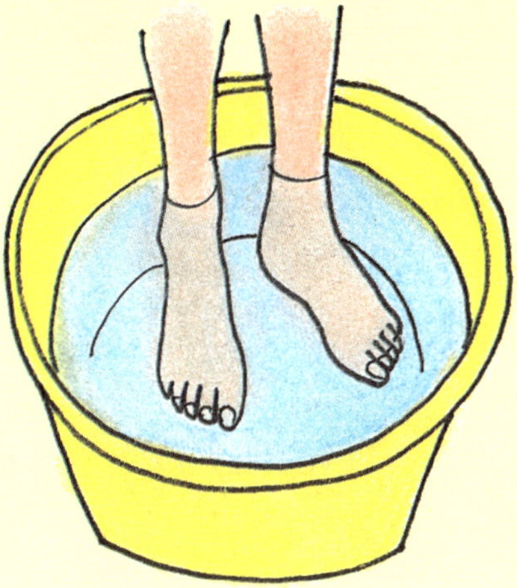

4. Depositar el agua caliente en una palangana o en el baño, siempre que los pies queden bien cubiertos.

5. Sentarse dejando reposar los pies en la solución. El tiempo de aplicación ideal estaría entre quince minutos y media hora.

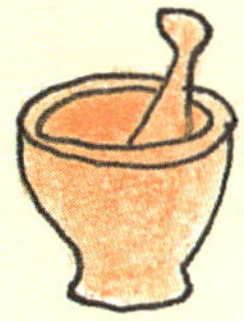

6. En el primer cuarto de hora (o la mitad del tiempo, aproximadamente), aplicar sólo la solución de nogal y pétalos de rosa y geranio. En el segundo cuarto de hora, añadir tres cucharadas de sal de mar.

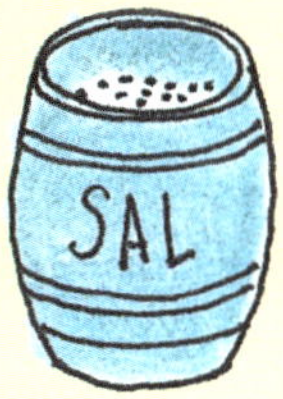

7. Enjuagar y secar. Repetir la operación cada día durante una semana. Sería conveniente andar o dejar los pies sin calzar después de cada aplicación.

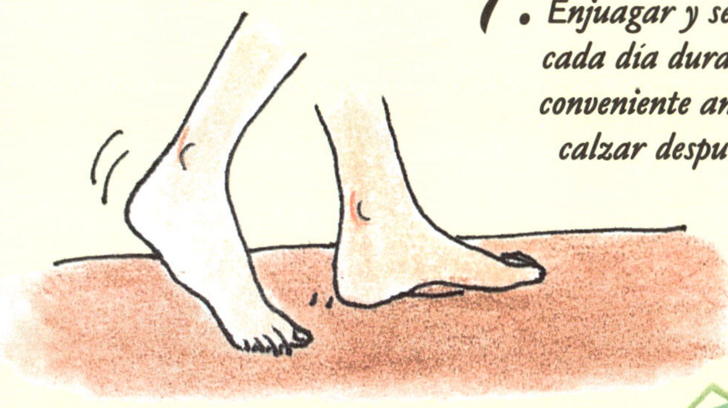

Infusión para después de una comida fuerte que ha producido algo de migraña

Las causas de las jaquecas pueden ser muy diferentes; una de las más habituales, y para la que se propone este remedio, es la provocada por los ágapes copiosos habituales en fiestas y celebraciones familiares.

Se necesita: *una hoja de ulmaria, dos hojas de menta, media hoja de laurel, una cucharadita de hierba luisa, una cucharadita de milenrama, una ramita de artemisa, menta poleo, un cazo grande, un pote de cristal o barro.*

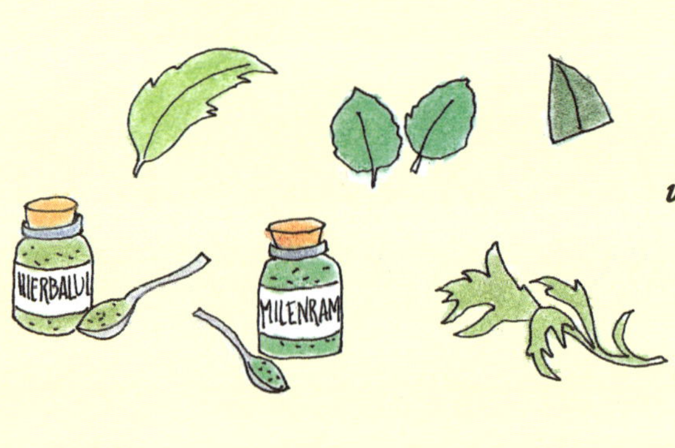

1. *Calentar un cazo grande de agua (seis vasos) y llevarlo hasta el punto de ebullición.*

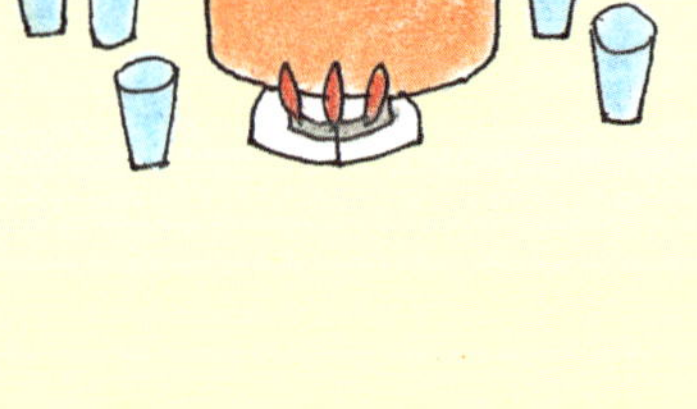

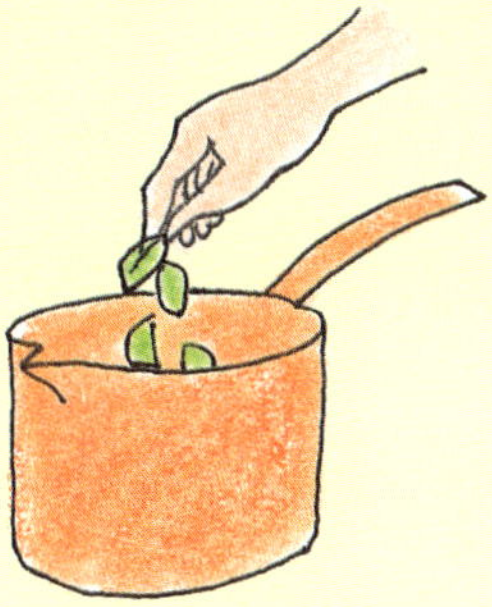

2. *Retirar del fuego y esperar un minuto. Añadir los ingredientes.*

3. *Tapar la cazuela y esperar diez minutos, hasta notar que el contenido está tibio.*

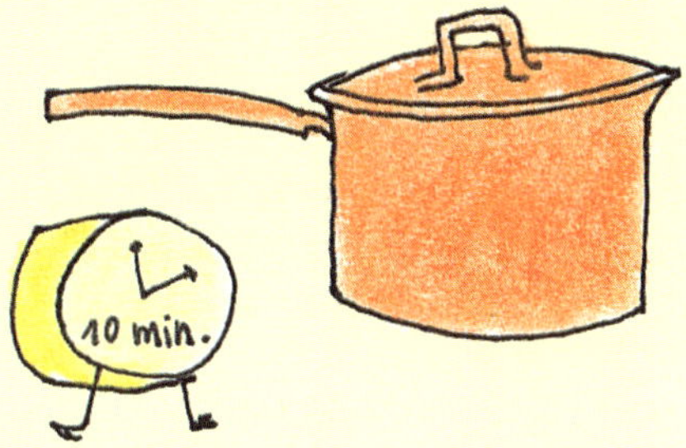

4. *Servir la infusión en un vaso y tomar a sorbos pequeños. Esta operación debe realizarse siempre en una posición de descanso y relajada. Después de tomar esta bebida, es conveniente dar un paseo corto y, si se tiene necesidad, hacer de vientre.*

5. *El resto de la infusión se debe apartar, extrayendo las hierbas, y conservarse en un pote de cristal o barro. Tomar un vaso cada hora, añadiendo un poco de agua hirviendo para que se mantenga tibia, hasta notar que la indigestión ha desaparecido.*

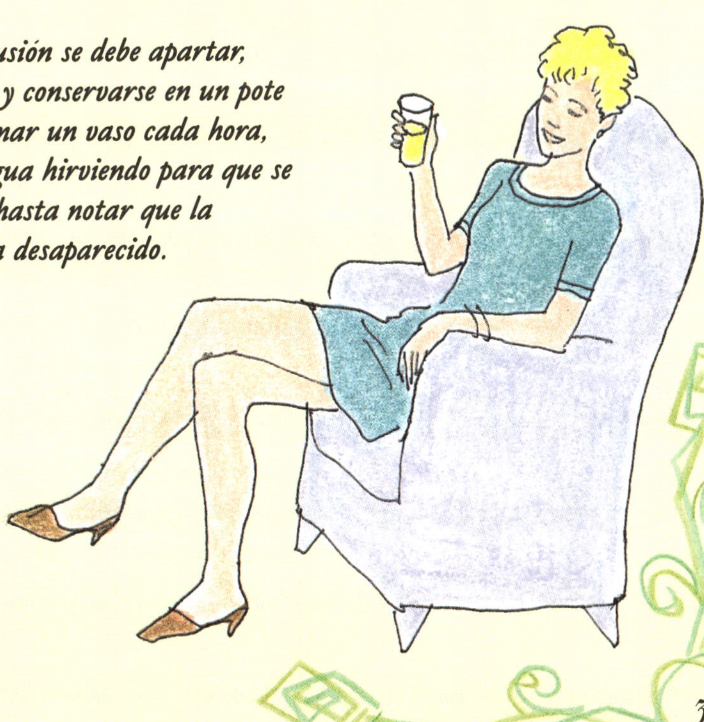

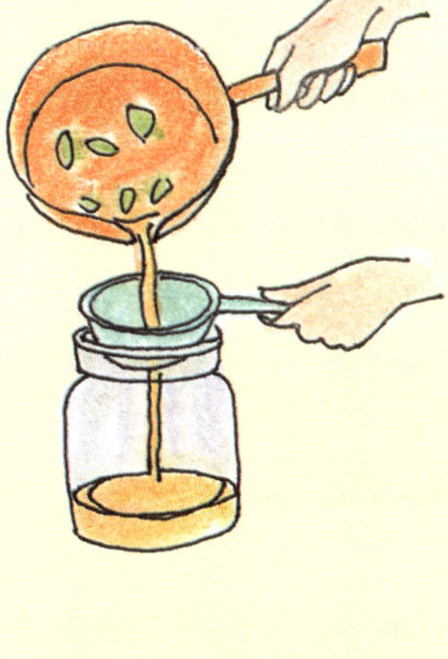

Infusión calmante para la acidez de estómago

Dicen que la acidez de estómago es la causa más frecuente de un mal carácter; su curación puede devolvernos la alegría.

Se necesita: ***tres hojas de tila, media hoja de laurel, una ramita de hinojo, un clavo, una cazuela, un tamiz, un bote de cristal.***

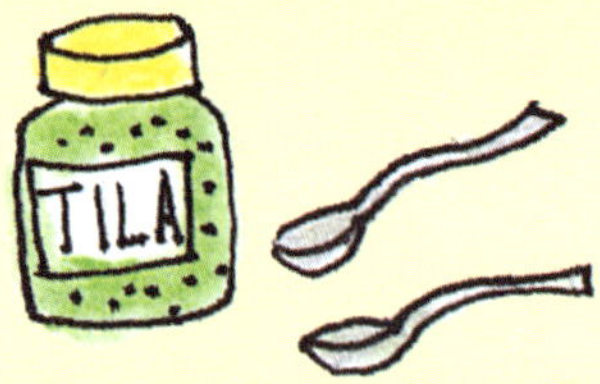

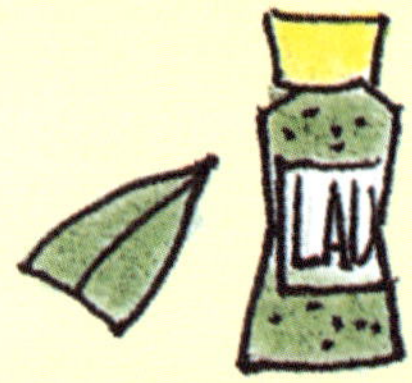

1. *Pique finamente tres hojas de tila o prepare dos cucharaditas de tila ya picada.*

2. *Añadir media hoja de laurel o una cucharadita de laurel molido.*

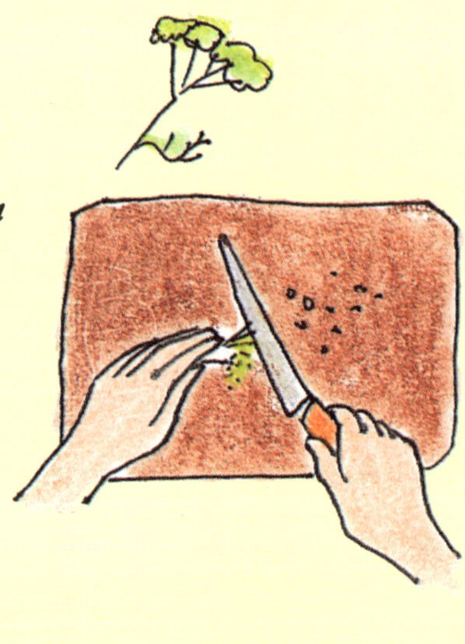

3. *Para darle un sabor agradable, agregar una ramita de hinojo picada. Se la puede sustituir por cualquier tipo de hierba anisada.*

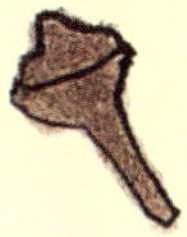

4. Si se quiere se puede agregar un clavo. A veces, no obstante, esta especia produce un sabor demasiado fuerte para ciertas personas. Utilizar por tanto a discreción, aunque sus efectos son realmente positivos contra la acidez.

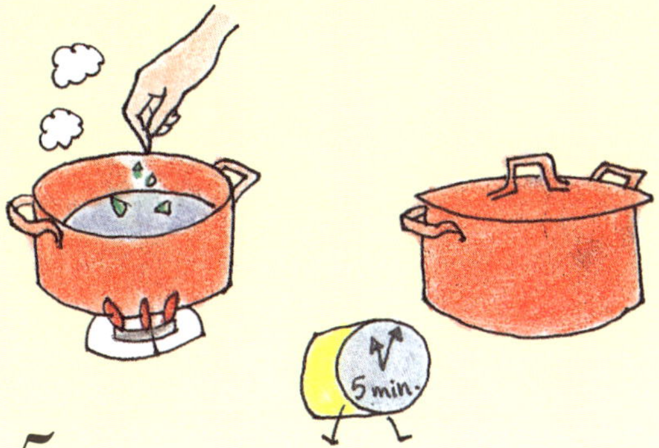

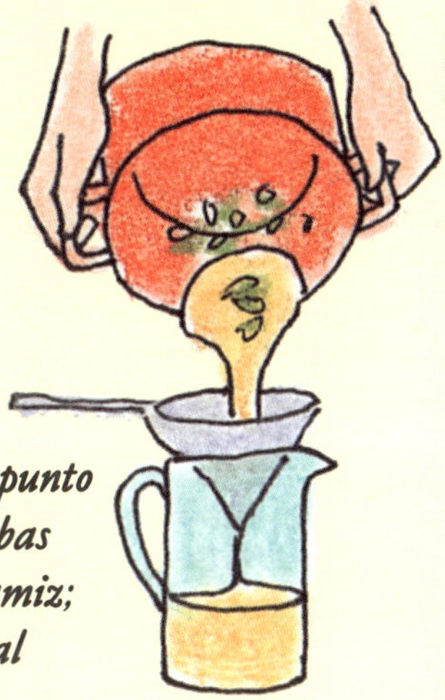

5. Poner agua en una cazuela y llevarla hasta el punto de ebullición; retirar del fuego, introducir las hierbas y tapar. Esperar cinco minutos y pasarlas por un tamiz; apartar el líquido resultante en un bote de cristal o un pote de cerámica.

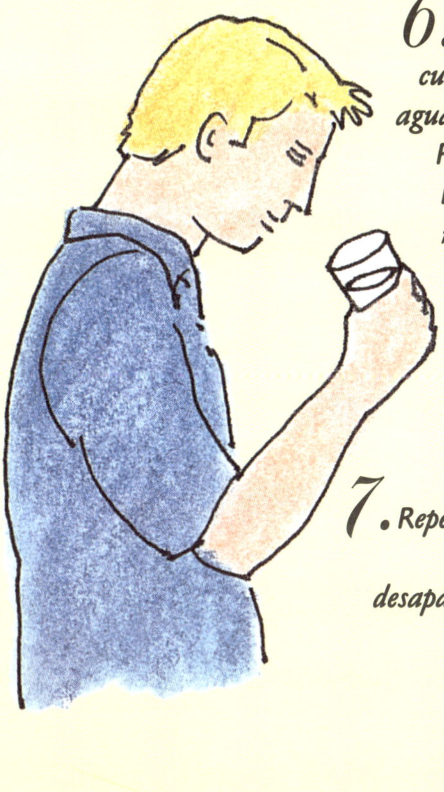

6. Llenar un vaso con la infusión hasta cubrir tres cuartos de su capacidad y el resto completarlo con agua tibia para rebajarla. Tomar en sorbos pequeños. Repetir de nuevo la operación con un vaso más. No tomar de un golpe ni con prisas, ya que los retortijones que generalmente acompañan a los problemas de estómago podrían aumentar.

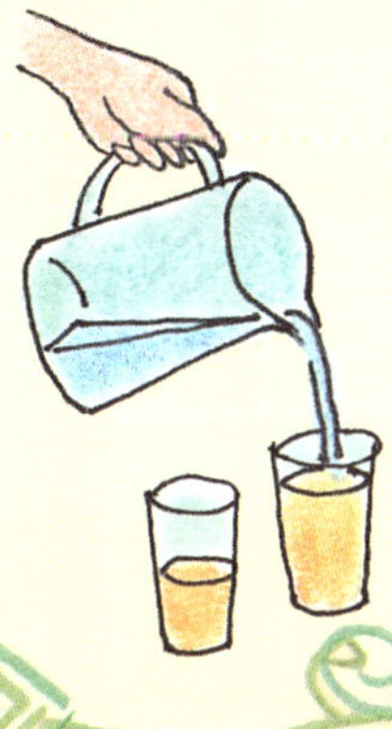

7. Repetir cada dos horas hasta que desaparezca la acidez.

Preparado de flores de brezo y cebolla para problemas intestinales que afectan a la orina

Muchas infecciones intestinales y tratamientos médicos derivados provocan pequeñas molestias y ardores a la hora de miccionar. Aunque este remedio no cura directamente la infección, facilita la diuresis y calma los problemas relacionados con la administración de fármacos sin obstaculizar sus resultados.

Se necesita: ***un ramillete de flores secas de brezo, una cebolla, dos cazos, un tenedor, aceite, sal.***

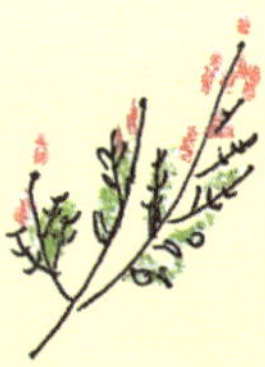

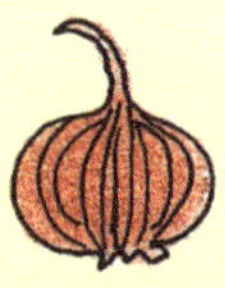

1. *Escoger un ramillete de flores secas de brezo y separar las flores. Pelar y cortar la cebolla a gajos en un plato que se dejará a un lado.*

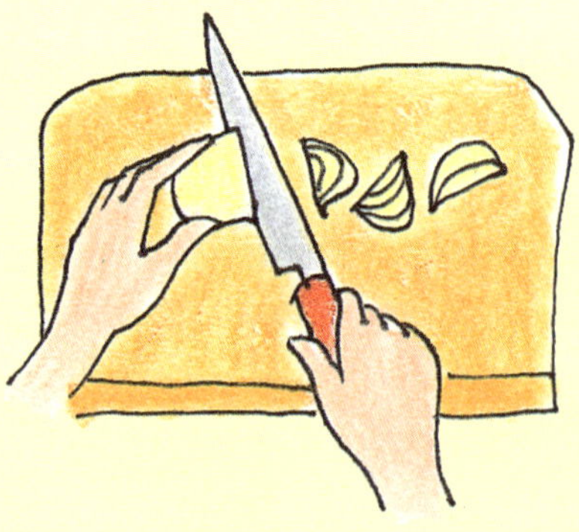

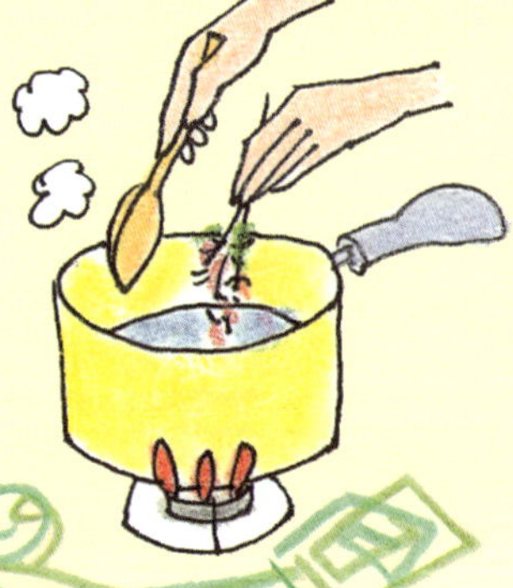

2. *Calentar medio litro de agua en un cazo y llevarla hasta el punto de ebullición. Apagar el fuego. Esperar un minuto y echar las flores de brezo removiéndolas un momento.*

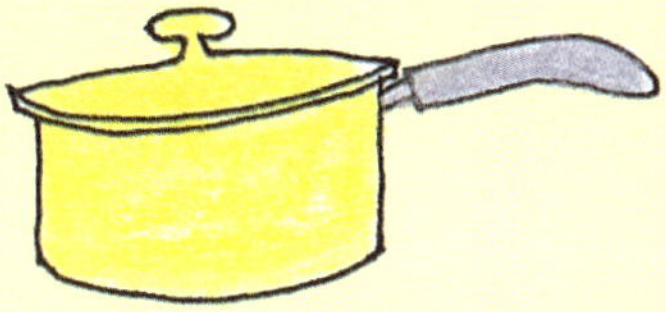

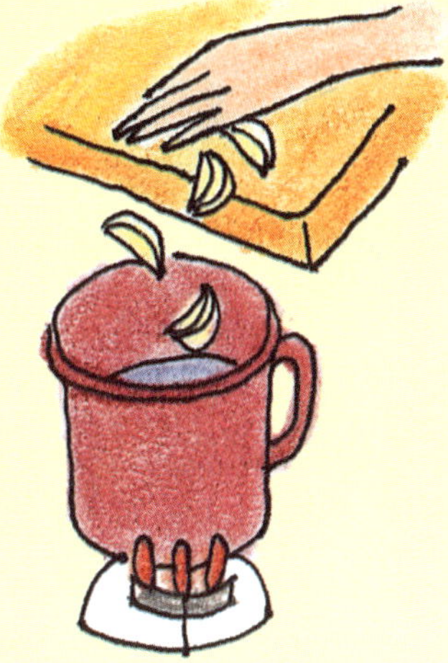

3. Dejar reposar esta infusión bien tapada y, mientras tanto, cocer la cebolla en otro cazo con poca agua.

4. Cuando esté cocida, retirarla del fuego. Aplastar la cebolla con un tenedor en un plato.

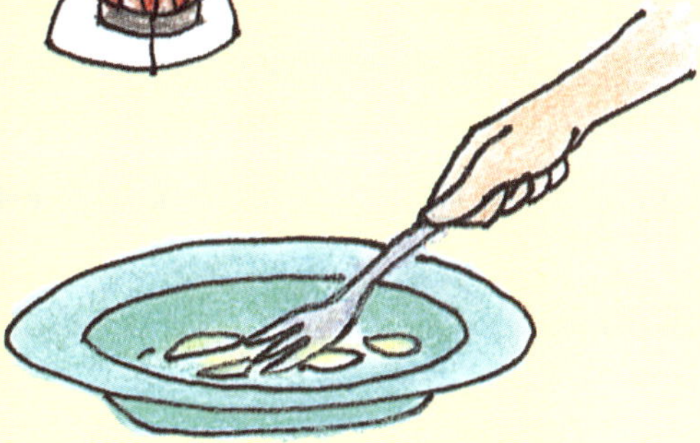

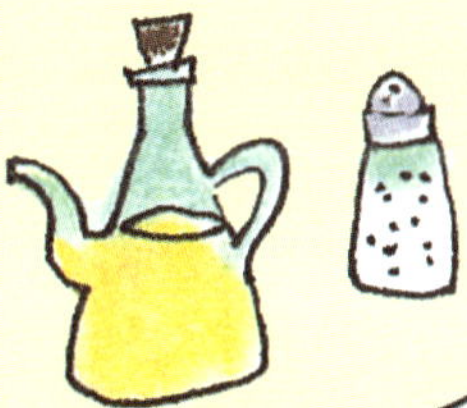

5. Aliñar la cebolla con un poco de aceite y sal, según el gusto personal, y tomársela poco a poco.

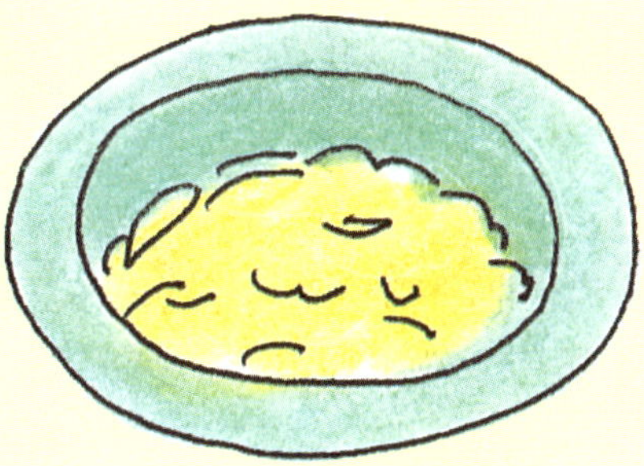

6. Beber como acompañamiento la infusión de flores de brezo en sorbos pequeños.

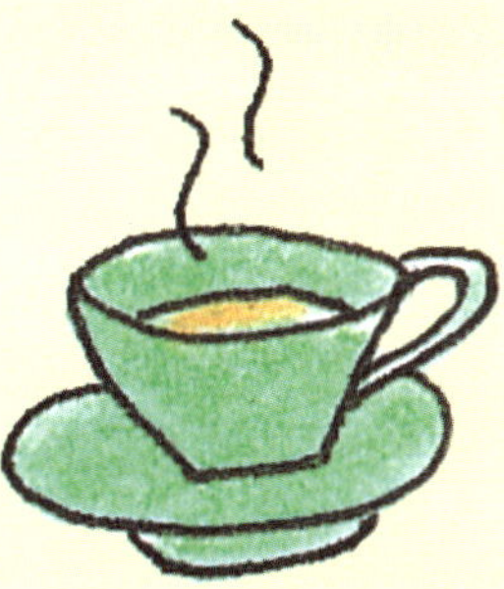

7. Es necesario tomarse este plato en ayunas y repetir la toma antes de las comidas principales.

Bolsa en la almohada para descongestionar nariz y pulmones

Una de las mejores costumbres de la abuela era llenar la casa con olores diversos que obtenía, de forma natural, de frutos y flores que colocaba en bolsitas pequeñas en rincones, cajones y armarios. Una de estas bolsas era muy útil en la época de los resfriados.

Se necesita: una bolsita de hilo, pétalos de lila o de rosa, una ramita de espliego, hojas y bayas de eucalipto, de manzanilla, hierbabuena y anís, una tisana de tila o manzanilla.

1. Preparar una bolsita de hilo, no muy grande, que pueda ser cerrada por su extremo o bien atarse. Rellenarla sin excederse con los diversos componentes que se enumeran a continuación, y que deben haberse dejado secar previamente.

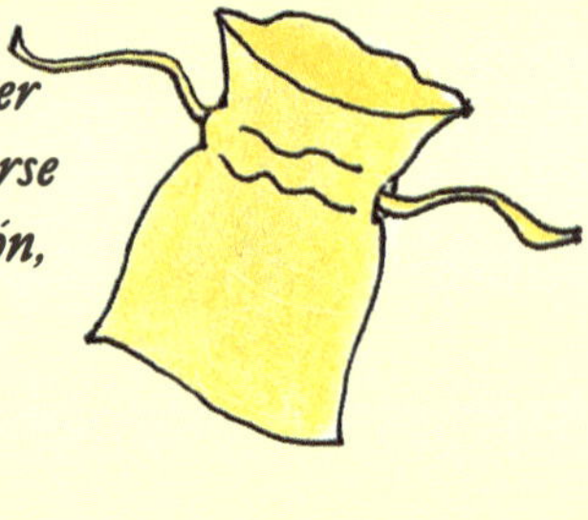

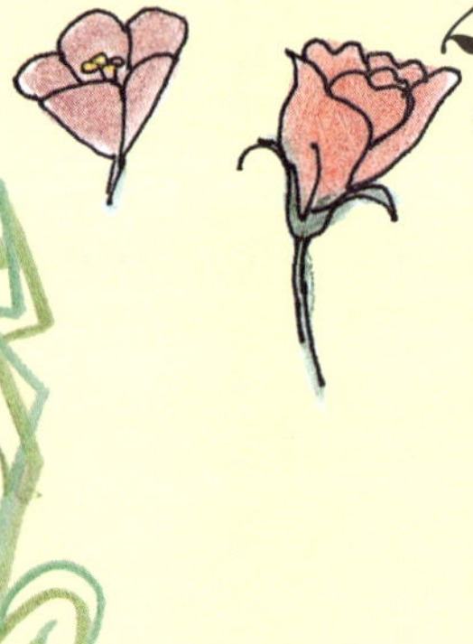

2. Seleccionar pétalos de lila o de rosa, escoger una ramita de espliego (también llamado lavanda), añadir una hojas o bayas de eucalipto, pero sin abusar, ya que este olor puede llegar a ser opresivo, y agregar unas hojas de manzanilla.

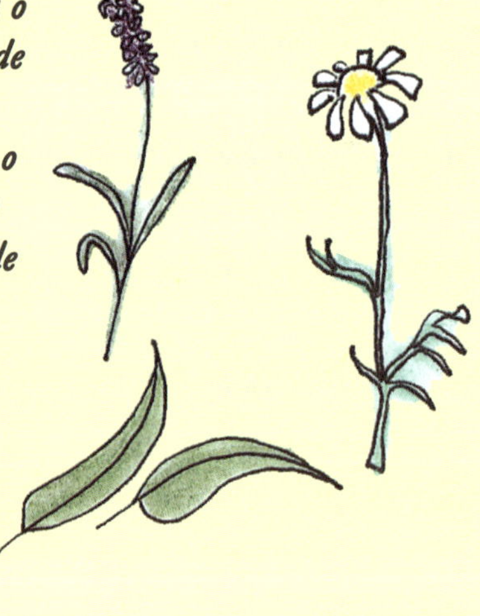

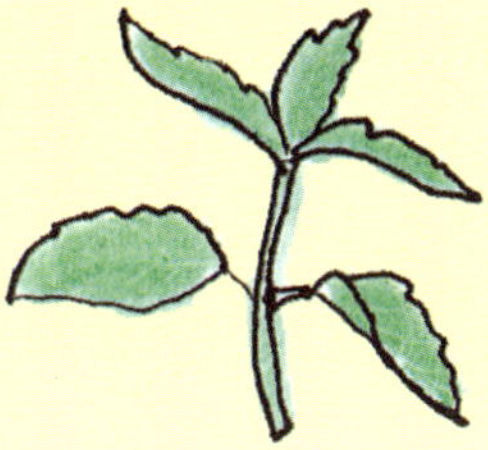

3. *Añadir hierbabuena o anís seco si se desea. No utilizar ningún tipo de colonia o perfume, ya que puede ser irritante y no es necesario. No introducir tampoco aceites olorosos porque podrían manchar las sábanas y las almohadas.*

4. *También se pueden incluir algunas flores secas cuyo aroma resulte especialmente agradable y cambiarlas de vez en cuando para evitar caer en la rutina y el aburrimiento.*

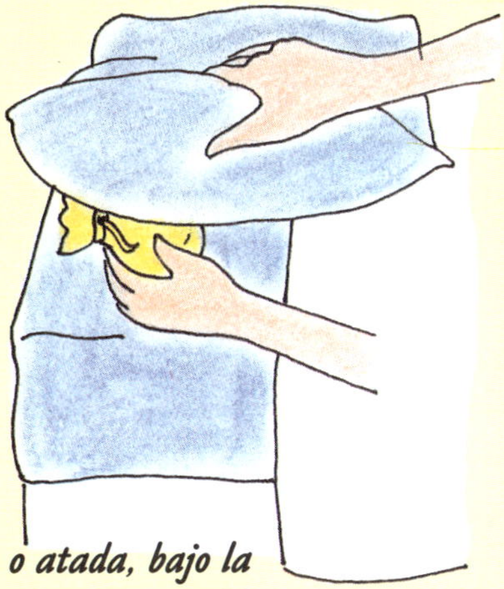

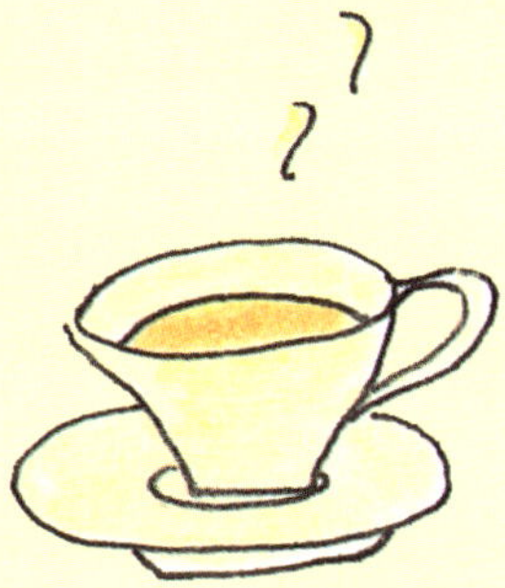

5. *Colocar la bolsita, previamente cerrada, cosida o atada, bajo la almohada, lo más cerca posible de la nariz. Es aconsejable haber tomado antes una tisana relajante de tila o manzanilla.*

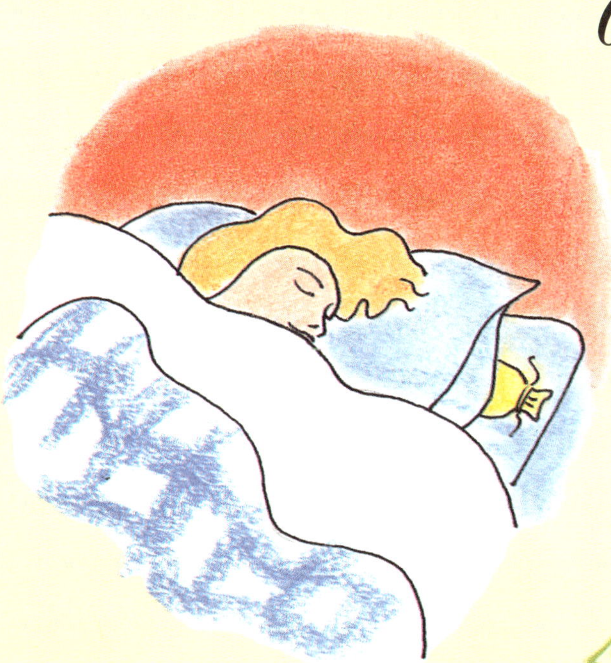

6. *Aspirar tranquilamente y dejar toda la noche bajo la almohada. No es necesario que la bolsa se encuentre directamente bajo la nariz.*

7. *Cambiar los componentes de la bolsita cada dos semanas para que continúe siendo efectiva.*

Tintura de hierba pedorrera para reforzar el cabello cuando se tienen picores

Los picores son un síntoma de males mayores (pueden anunciar una próxima caída del cabello o un problema de caspa), además de constituir una molestia que induce a rascarse continuamente el cuero cabelludo. Este remedio evita estos escozores y refuerza el cabello.

Se necesita: ***un manojo de flores de centaurea menor o hierba pedorrera, un litro de aceite vegetal, una ramita de romero, tres hojas de toronjil, un mortero, una cazuela de barro, un tamiz, un frasco de cristal, vinagre, gel de baño suave para el cabello.***

1. *Escoja y ponga a secar un manojo de flores de centaurea menor, conocida también como hierba pedorrera (cuya recolección se realiza en verano). Se puede adquirir la hierba ya seca en las herboristerías.*

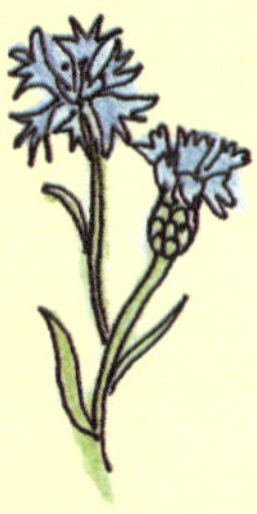

2. *Preparar un litro de aceite de oliva suave bastante depurado o cualquier tipo de aceite vegetal.*

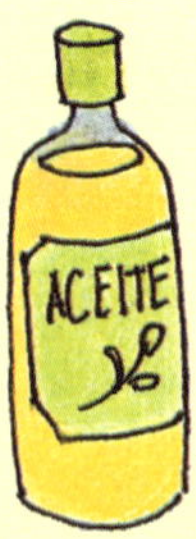

3. *Conseguir una ramita de romero.*

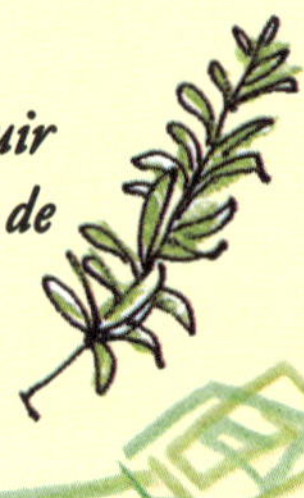

4. *Disponer de tres hojas de toronjil, llamado también melisa, que produce un efecto sedante.*

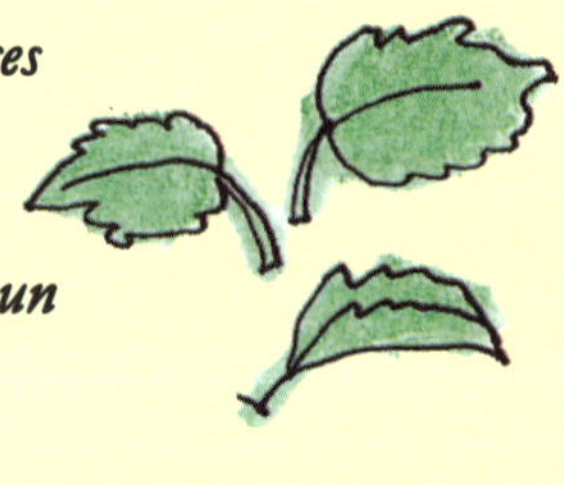

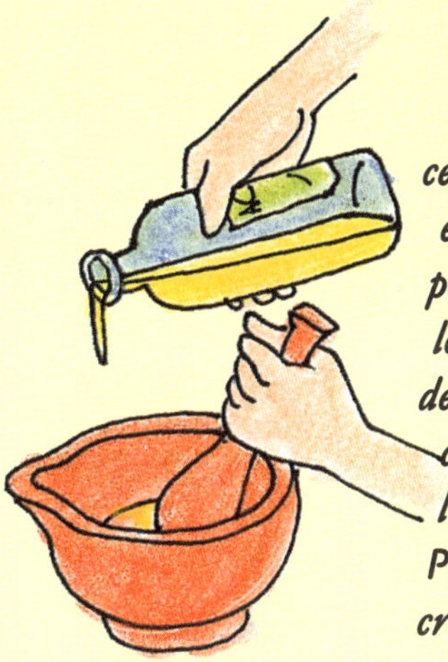

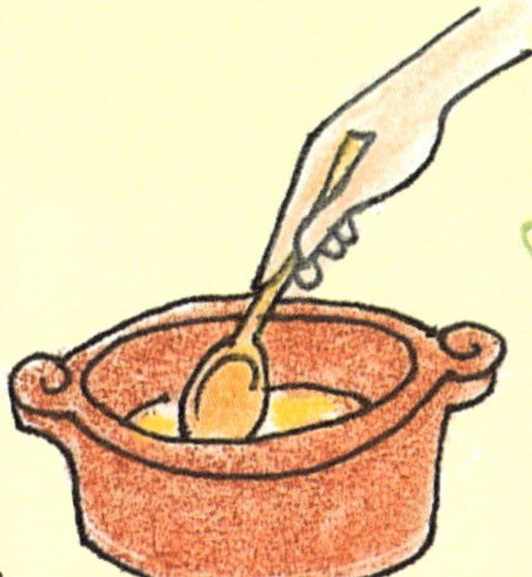

5. *Majar las flores de centaurea, el romero y el toronjil en un mortero y añadir poco a poco el aceite. Terminar de unir los componentes en una cazuela de barro, donde se removerá todo con una cuchara de palo hasta lograr una verdadera cohesión. Puede guardarse en un frasco de cristal cubierto hasta los bordes y tapado herméticamente.*

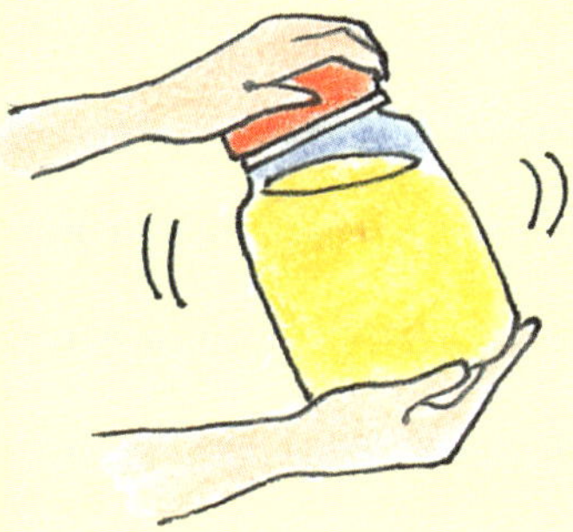

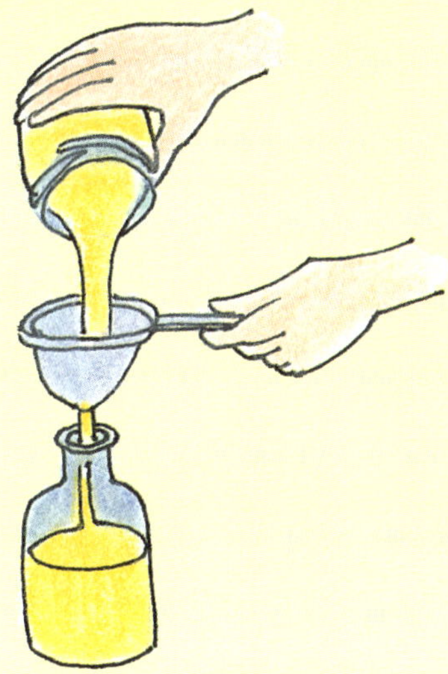

6. *Dejar reposar durante dos días, y agitar la mezcla de vez en cuando. Pasado este tiempo, es importante colar la solución obtenida con un tamiz o un colador estrecho.*

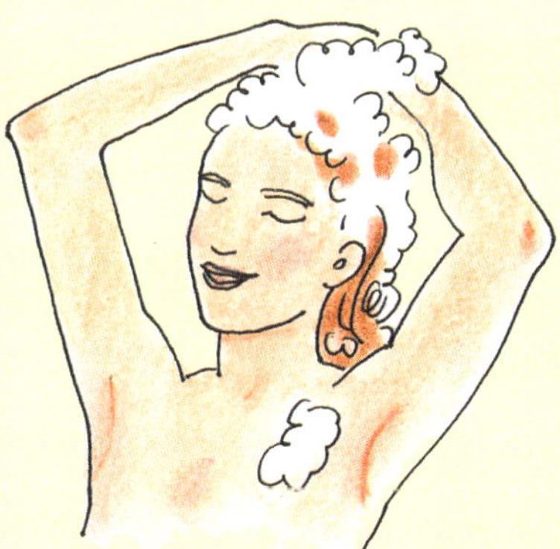

7. *En la ducha, lavarse el pelo con un gel suave. Enjuagar y aplicar sobre el cabello húmedo un vasito de este aceite, extenderlo con los dedos y mantener el preparado cinco minutos en el cabello.*

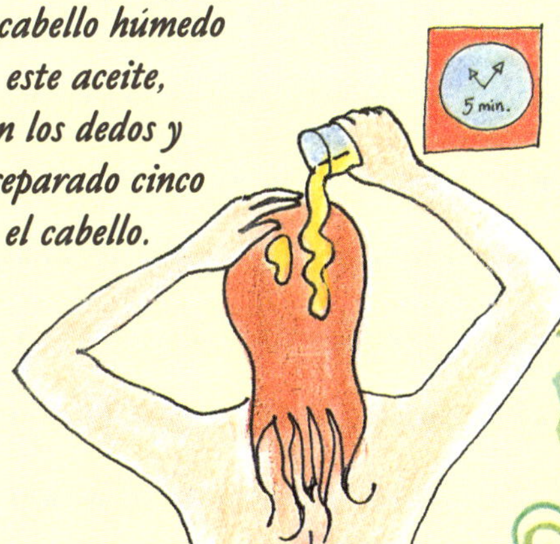

8. *Posteriormente, enjuagarse con una solución de vinagre disuelto en agua y lavarse el cabello normalmente de nuevo.*

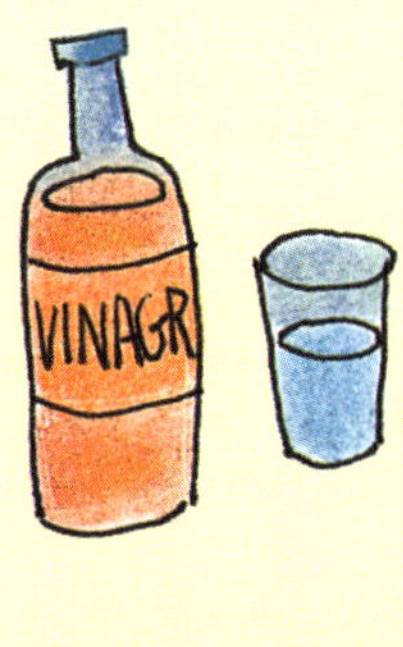

Dieta de semillas de lino para el estreñimiento

La mayoría de los estreñimientos son de tipo nervioso, por lo que las dietas funcionarán mejor si van acompañadas de infusiones de tila o valeriana.

Se necesita: ***un plato de cereales, semillas de lino, yogur natural o leche fresca, azúcar o miel, una infusión de tila o valeriana.***

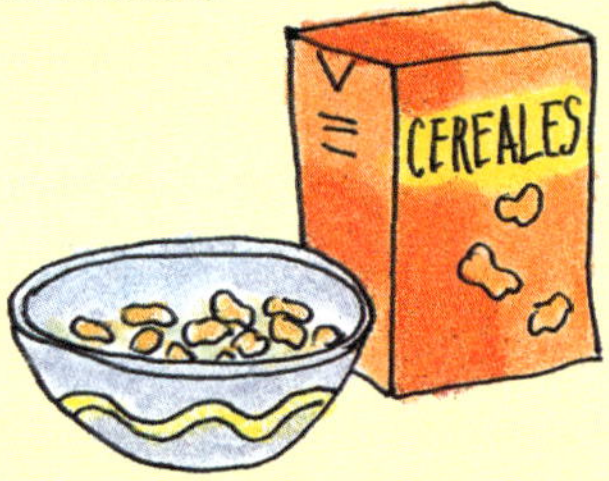

1. *Disponer un cuenco de cereales en el desayuno. Éstos pueden elegirse según el gusto personal, pero debe evitarse que sean azucarados o chocolateados en exceso.*

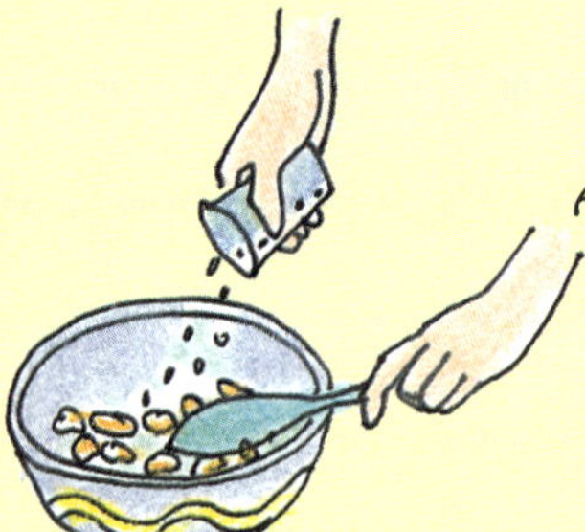

2. *Añadir un vaso pequeño de semillas de lino, y mezclarlas con los cereales.*

3. *Agregar yogur o leche fresca cubriendo la mezcla hasta el borde.*

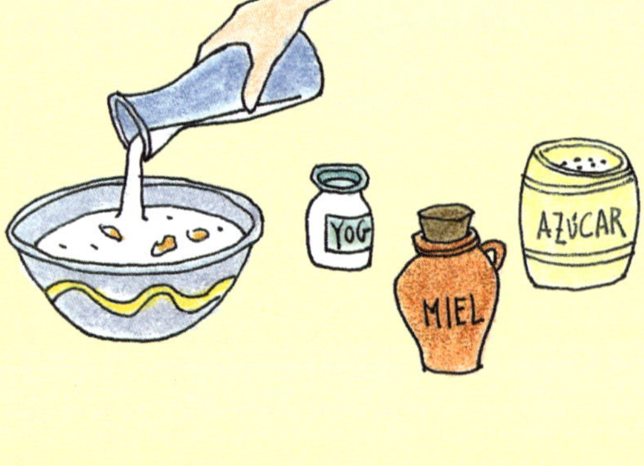

4. Poner azúcar o miel a discreción, siempre que los cereales no estén ya azucarados. No abusar de la miel.

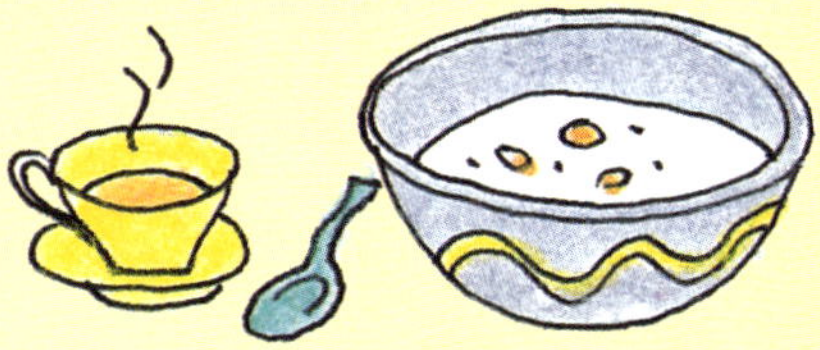

5. Se recomienda acompañar este desayuno con una infusión de tila o valeriana, bebida en sorbos pequeños mientras se mastican los cereales y las semillas de lino bastantes veces.

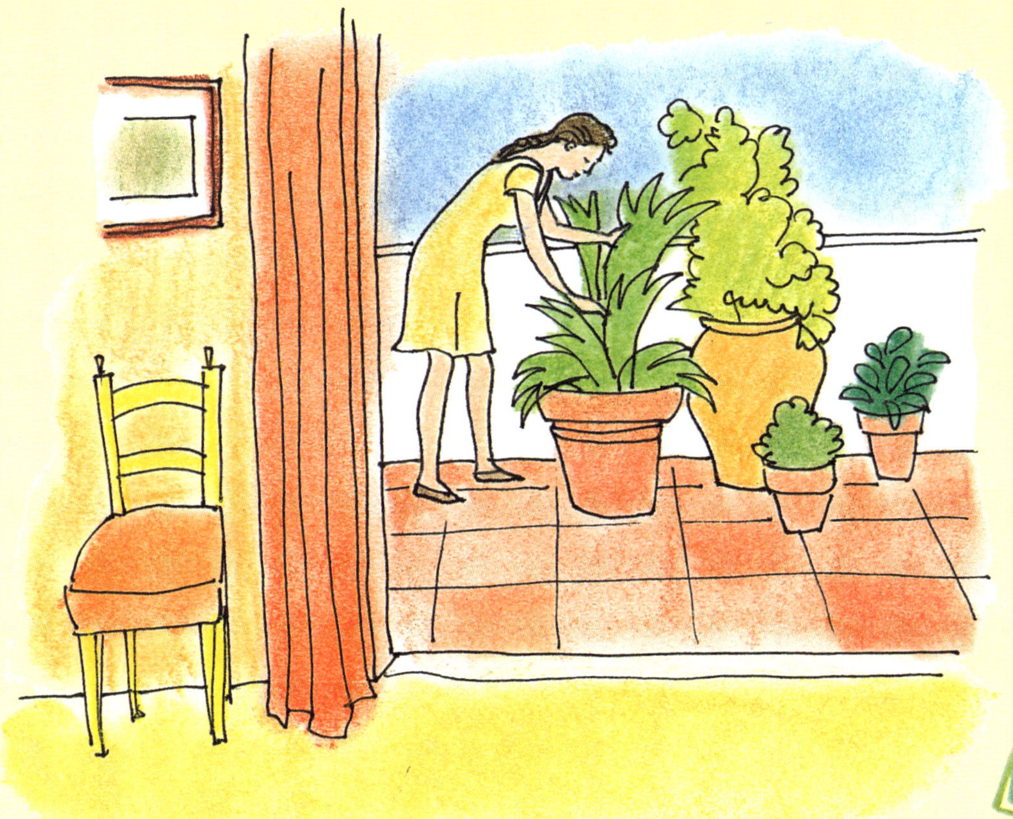

6. Después del desayuno, dar un paseo por la casa o realizar tranquilamente algún tipo de actividad doméstica.

7. No repetir excesivamente este tratamiento. La mejor solución es intentar recuperar una disciplina de deposiciones diarias que no necesiten finalmente de ayuda.

Solución para quemaduras pequeñas provocadas por el agua hirviendo

Sólo debe utilizarse en caso de que la quemadura sea de poca importancia pero molesta o en caso de no contar con un médico cercano al que acudir. Debe tenerse en casa vinagre, una patata y áloe.

Se necesita: ***unas gotas de vinagre, una patata, una hoja de áloe o un frasco de acíbar.***

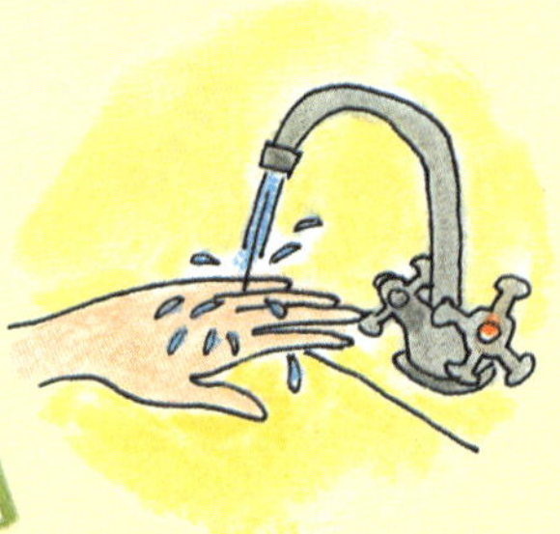

1. ***Cuando se ha producido la quemadura, mojar con agua fría inmediatamente la zona afectada y secarla con un paño suave sin presionar; lo mejor es dejarla sin cubrir para no irritar más la piel.***

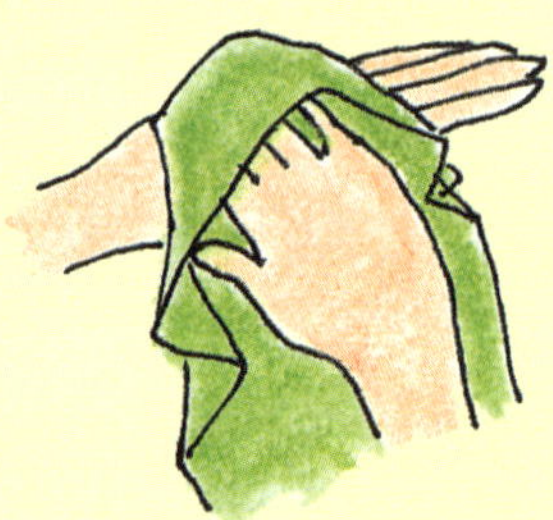

2. ***Poner unas gotas de vinagre sobre la superficie quemada y dejar secar. No cubra la zona afectada.***

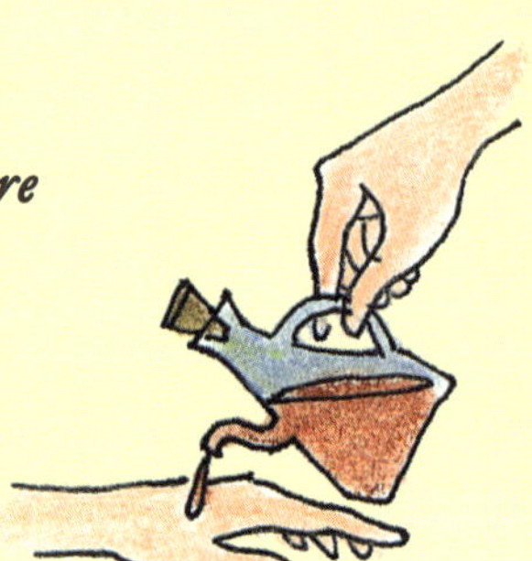

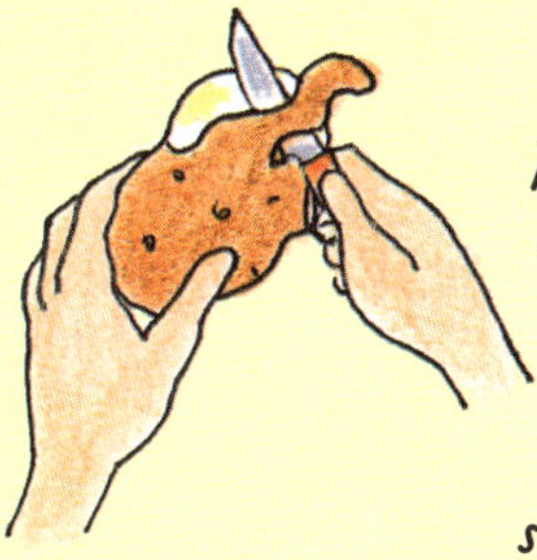

3. *Elegir una patata, pelarla y cortar una rodaja sin secarla. Cubrir durante un rato con esta rodaja de patata cruda la zona quemada, apretando suavemente para que el zumo fresco del tubérculo la empape.*

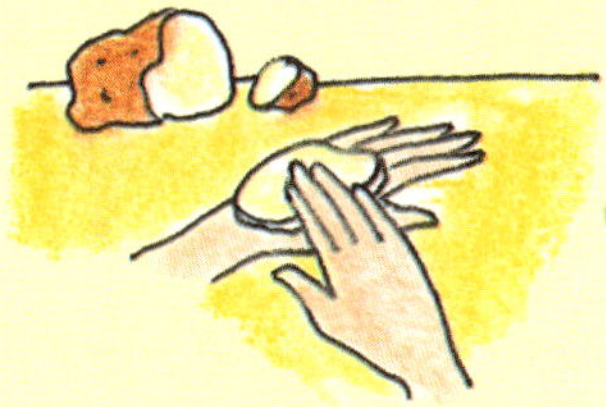

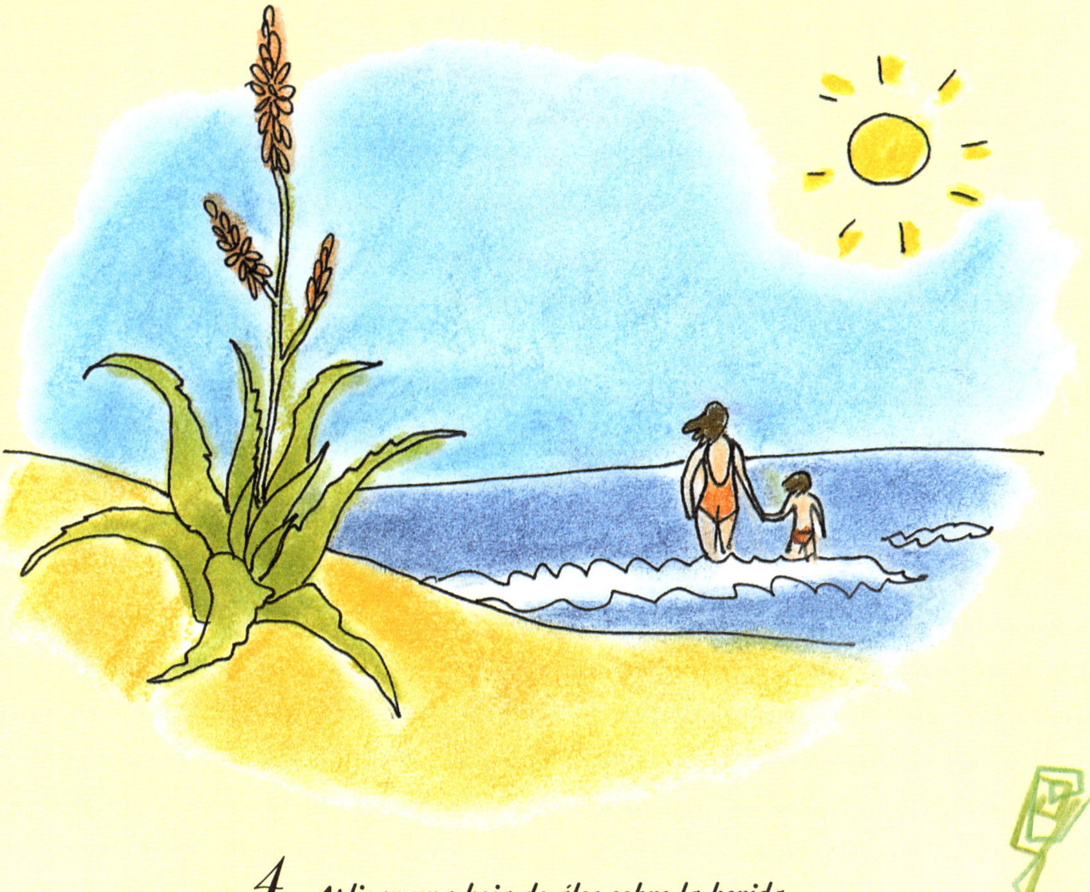

4. *Aplicar una hoja de áloe sobre la herida. También pueden echarse unas gotas de acíbar, que es la savia del áloe. El áloe es asimismo excelente contra las quemaduras solares.*

Gargarismos de salvia y malvavisco para inflamaciones en la boca

Las inflamaciones en la boca pueden deberse a múltiples razones, ya sean abscesos, infecciones o flemones (sobre los que se ha dado ya otro remedio). Esta solución es para molestias pequeñas provocadas por alguna causa externa. El malvavisco es un emoliente ideal para estas inflamaciones.

Se necesita: ***30 gramos de flores y hojas de salvia, 10 centímetros de raíz de malvavisco picada o molida, una olla.***

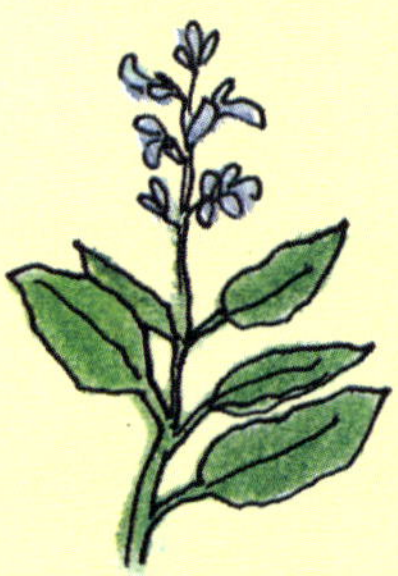

1. *Preparar 30 gramos de flores y hojas de salvia, que es un desinfectante excelente, y 10 centímetros de raíz de malvavisco picada o molida.*

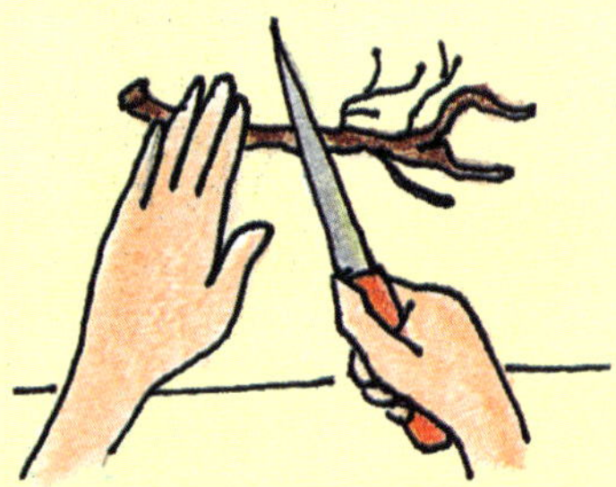

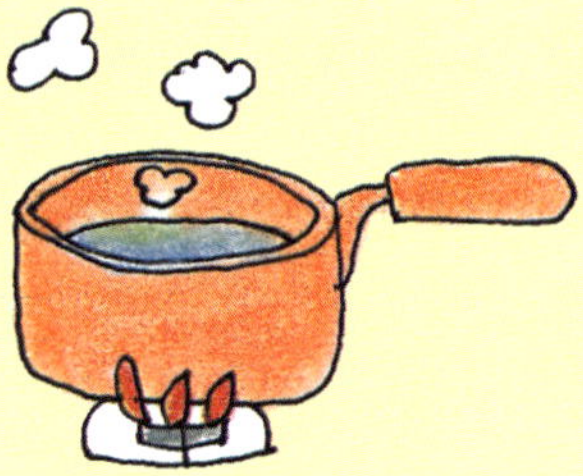

2. *Calentar un litro de agua hasta que hierva, apagar el fuego y dejar reposar un minuto hasta que deje de hervir.*

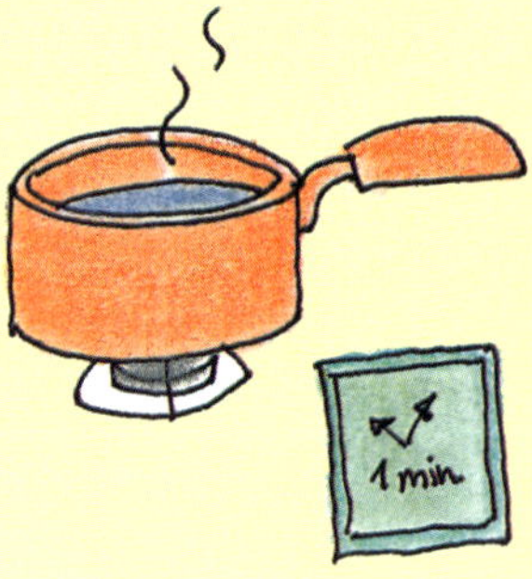

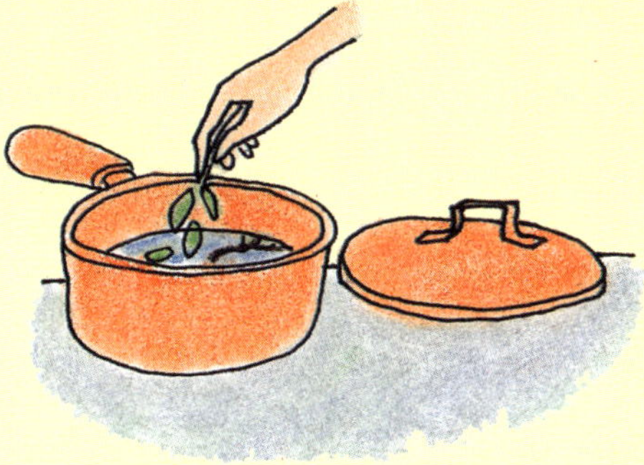

3. *Echar la salvia y el malvavisco, tapar y dejar diez minutos o más, hasta que se encuentre tibia la infusión.*

4. *Realizar las gárgaras con una cantidad pequeña de la infusión. Aguantar un momento el líquido en la boca antes de insuflar aire para hacer las gárgaras y escupirlo. Realizar esta operación cinco veces.*

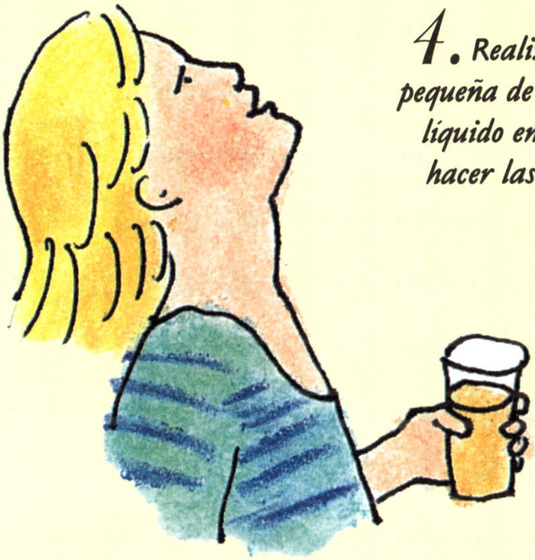

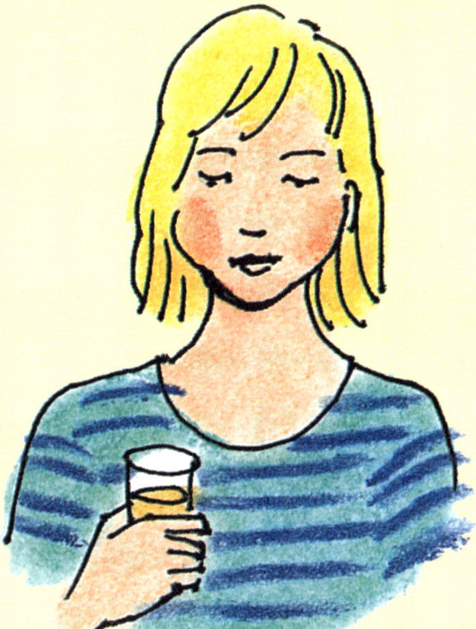

5. *Posteriormente, enjuagarse con un poco más del líquido, dejando que llene toda la cavidad bucal y pasándolo repetidamente de un lado a otro de la boca.*

6. *Repetir tres veces al día esta operación.*

Baño de lechuga y limón para eliminar picores en los órganos genitales masculinos

Uno de los problemas más habituales y desagradables de los varones son los picores en la zona genital. Éstos se producen como consecuencia de la sudoración, cuando no de una higiene irregular, y causa pésimo efecto ante las otras personas cuando resulta inevitable rascarse.

Se necesita: *tres hojas de lechuga o una piel de haba, un limón, 30 gramos de nuez de ciprés, una olla.*

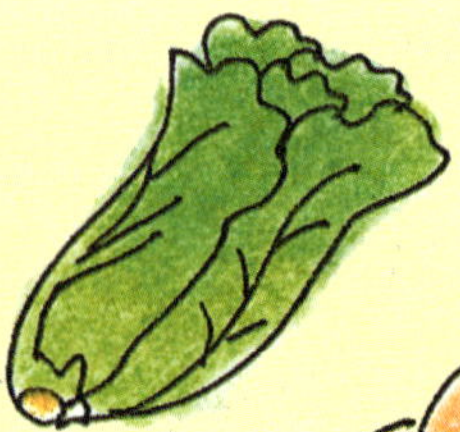

1. *Picar la lechuga (tres hojas) y exprimir encima un limón hasta formar una pasta que debe diluirse en un vaso de agua.*

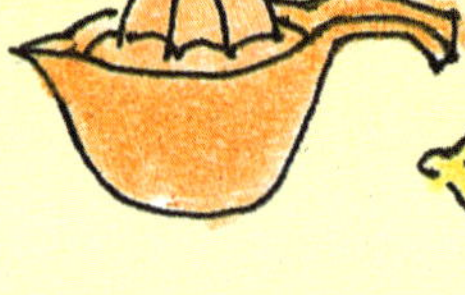

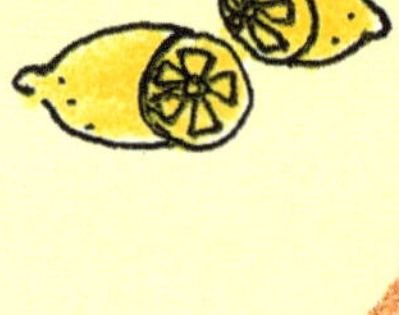

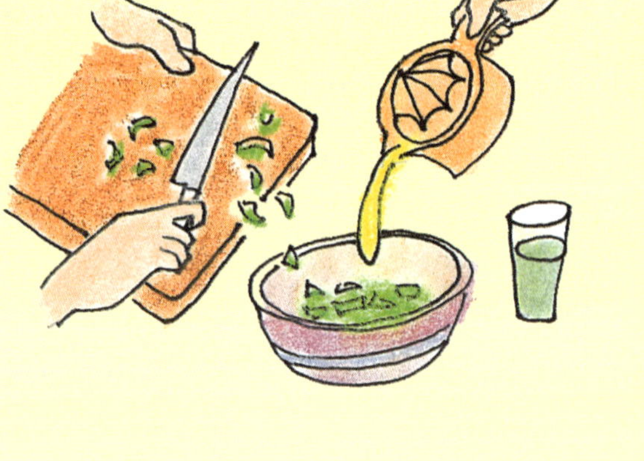

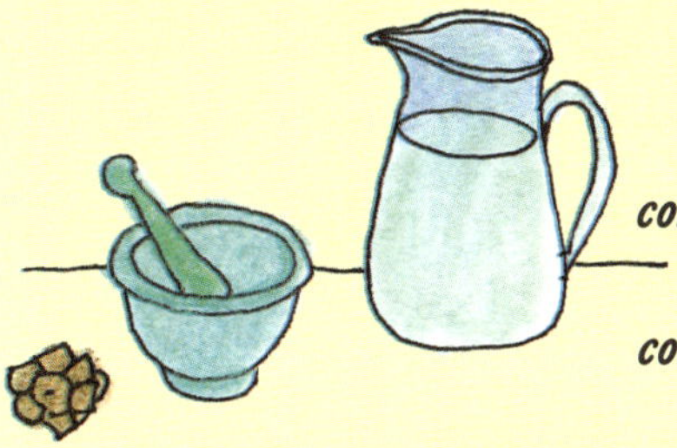

2. Mezclar 30 gramos de nuez de ciprés, convenientemente machacada, en un litro de agua. Añadir el preparado del vaso y hervir todo el conjunto durante unos diez minutos, removiéndolo. Retirar y esperar hasta que esté tibio.

3. Colocarse en el bidet, lavarse la zona afectada y hacerse friegas con este preparado. Si se padecen hemorroides, esta solución es perfecta con un litro de agua para ambos males. Si no se dispone de bidet, puede utilizarse la bañera, procurando mezclar el preparado con algo de agua para aumentar su volumen y que cubra las partes afectadas, aunque sin llegar a diluirlo en exceso.

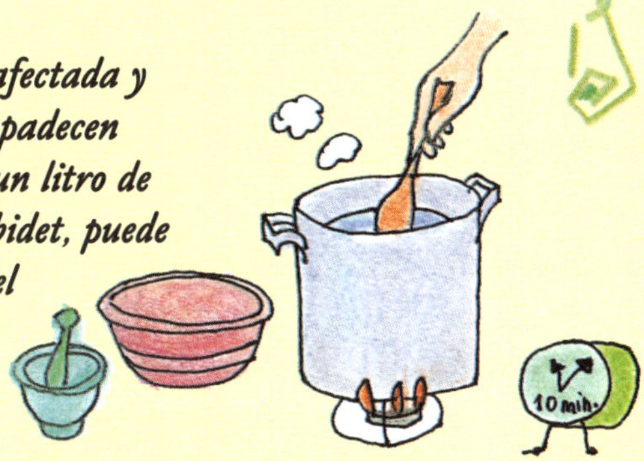

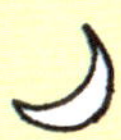

4. Repetir esta acción por la mañana y por la noche, y si es posible después de comer o de ducharse. En definitiva, la higiene es la que evitará estas molestias.

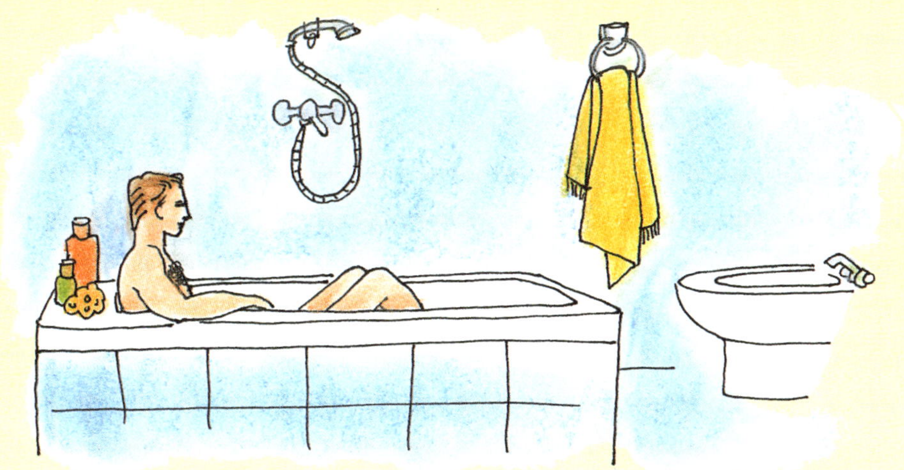

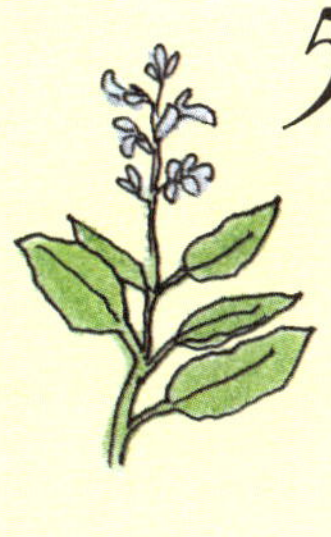

5. En otras recetas se sustituye la lechuga por la piel de haba. Asimismo, la salvia inhibe la secreción del sudor, por lo que se utiliza en ciertas composiciones.

Preparación para el pañuelo en caso de nariz congestionada o taponada

En este remedio se tratan dos tipos de nariz taponada, una con mucosidad seca y pegajosa, la otra con mucosidad abundante y húmeda.

Se necesita: ***un pañuelo, un mortero, aceite vegetal utilizado como excipiente, tomillo, menta e hinojo, salvia, un frasco de cristal pequeño.***

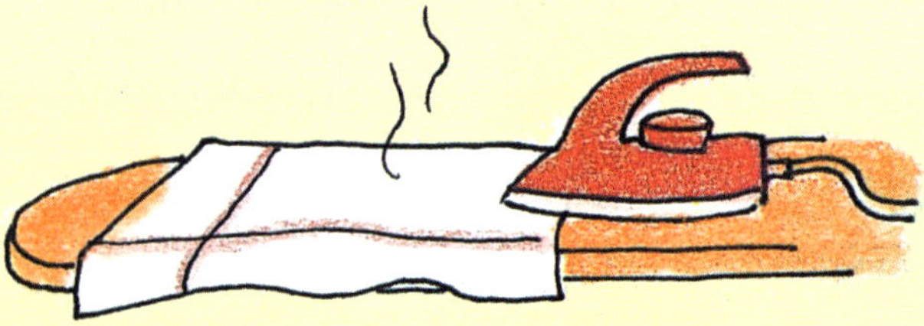

1. Calentar el pañuelo o paño que se vaya a utilizar. De esta forma, absorberá mejor los componentes de este remedio.

2. En un mortero, preparar aceite como excipiente, al que se añade tomillo, menta e hinojo.

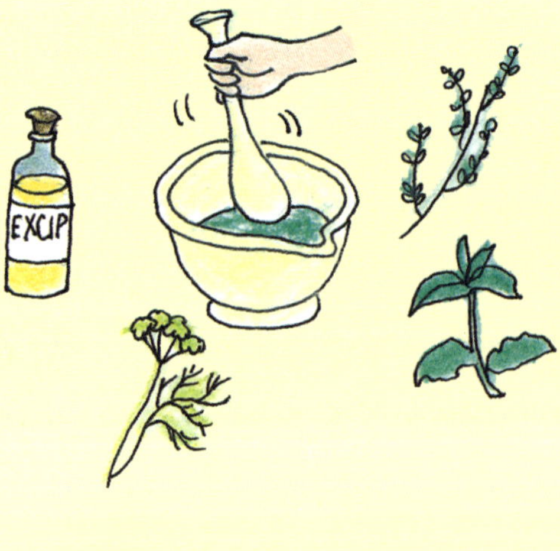

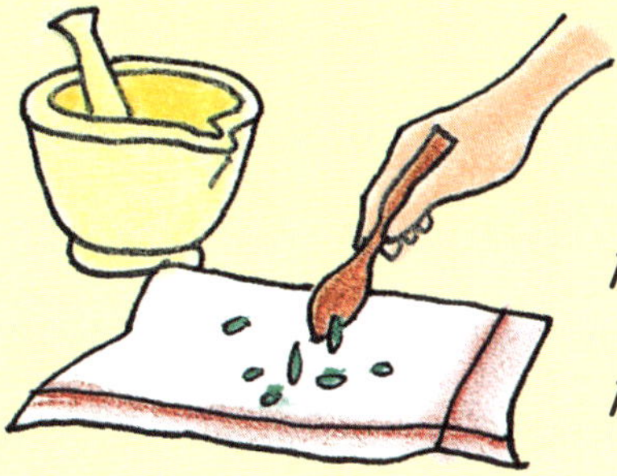

3. Una vez removida esta solución hasta que adquiera unidad, verter unas pocas gotas de este aceite sobre el pañuelo. Procurar no echar demasiado para que el pañuelo no manche si se lleva en el bolsillo o en el bolso.

4. Previamente se habrá añadido salvia si la mucosidad es excesiva, porque tiene un efecto secante sobre la nariz.

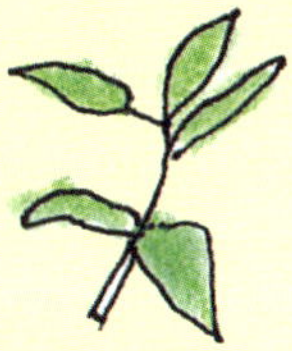

5. En el caso de una secreción espesa y dura, agregar menta, que actúa sobre la mucosidad pegajosa y tiene un efecto expansivo sobre la nariz reseca.

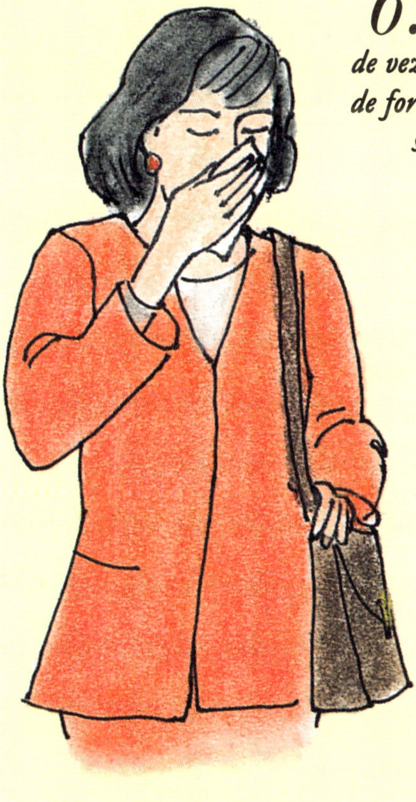

6. Tener el pañuelo a mano y aspirar de vez en cuando. La acción debe realizarse de forma acompasada, aspirando unos diez segundos por cada orificio nasal.

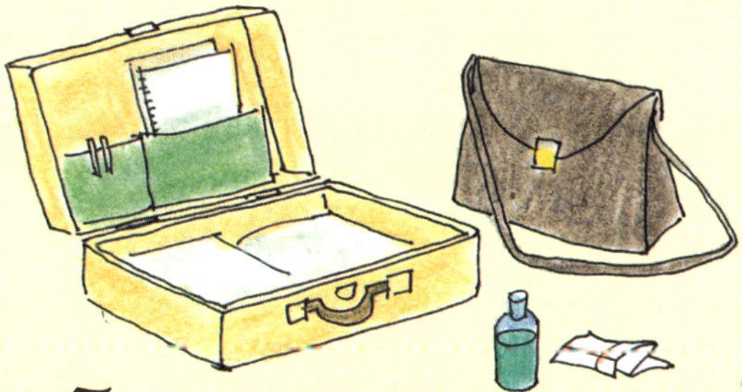

7. Puede llevarse también un frasco pequeño con el que reponer la eficacia del pañuelo. Agregar sólo unas gotas más y repetir tres veces al día esta operación.

Cataplasma de cebolla y malva para el panadizo

El panadizo es una infección del lecho ungueal provocada generalmente por pequeñas heridas en la piel que bordea las uñas. En caso de una inflamación importante debe acudirse al médico, pero si se trata de una rojez o una pequeña molestia, puede realizarse esta aplicación incluso con cebolla solamente.

Se necesita: ***una cebolla mediana, hojas y flores de malva, un mortero, sal, limón.***

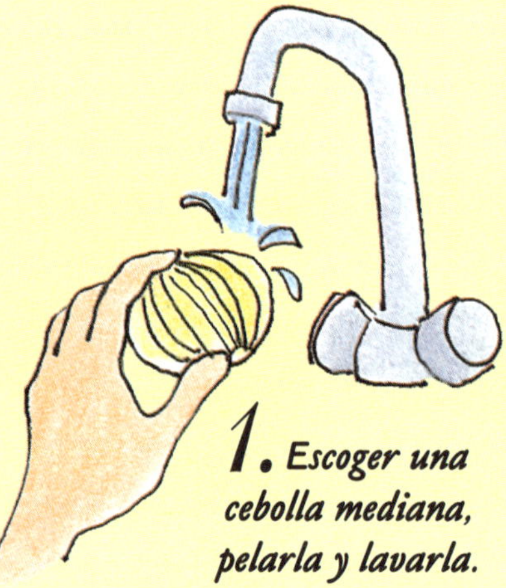

1. Escoger una cebolla mediana, pelarla y lavarla.

2. Añadir unas hojas de malva y flores secas de la misma planta porque tienen un efecto antiinflamatorio recomendado en muchas de las recetas tradicionales.

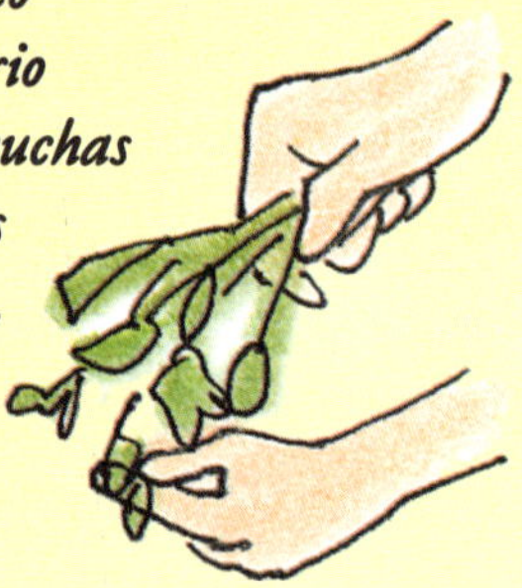

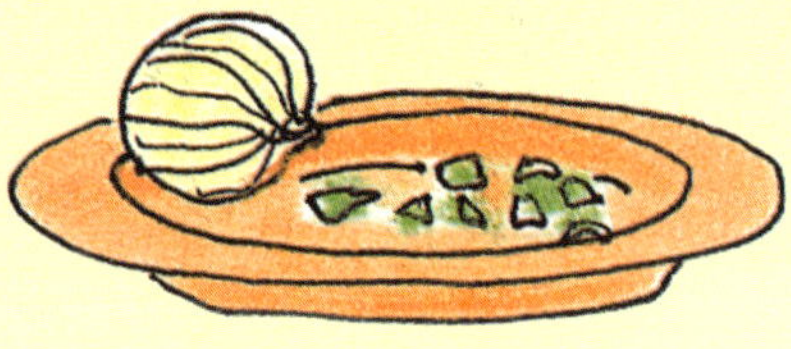

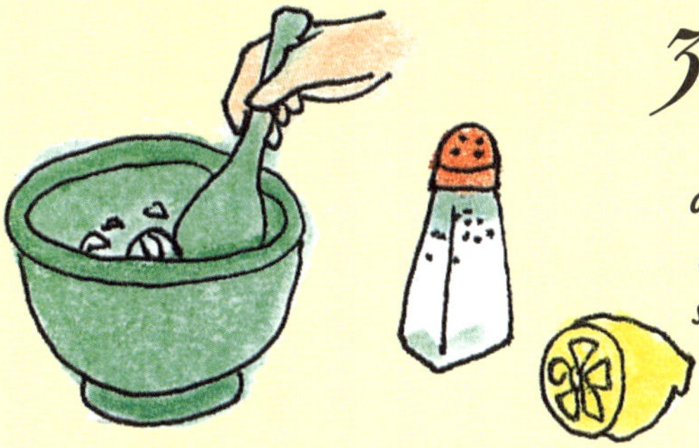

3. *Machacar la cebolla y la malva en un mortero procurando que se cohesionen ambas hasta reducirlas a una crema espesa. A esta pasta se le añade un poco de sal y limón.*

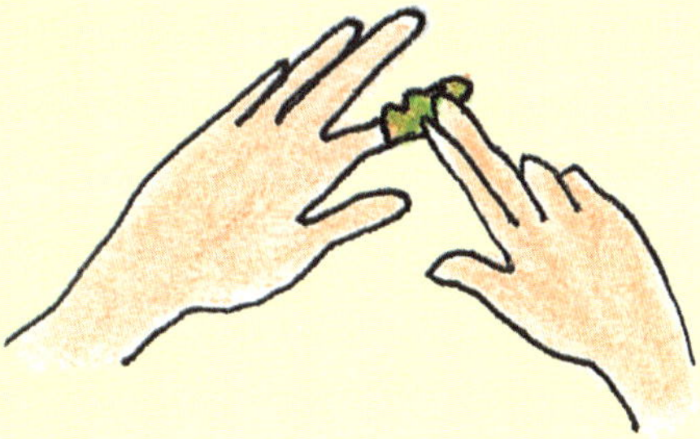

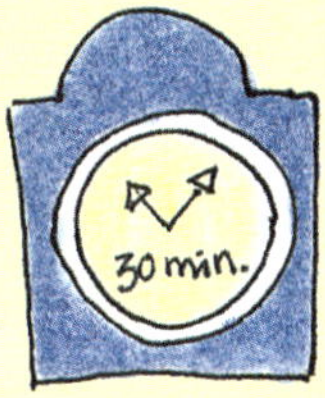

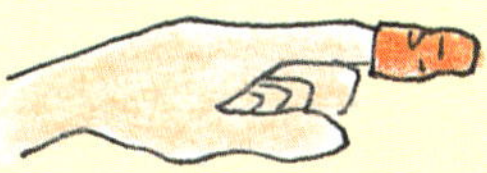

4. *Aplicar esta mezcla en el panadizo (también se utilizaba en los forúnculos con resultados positivos), directamente sobre la zona afectada. Para que no se desplace es preciso que el panadizo se cubra con la crema y se tape con un trapo. Mantener de este modo una media hora.*

5. *Posteriormente, lavar toda la zona con agua tibia intentando no irritar la piel con jabones fuertes y sin frotar en exceso.*

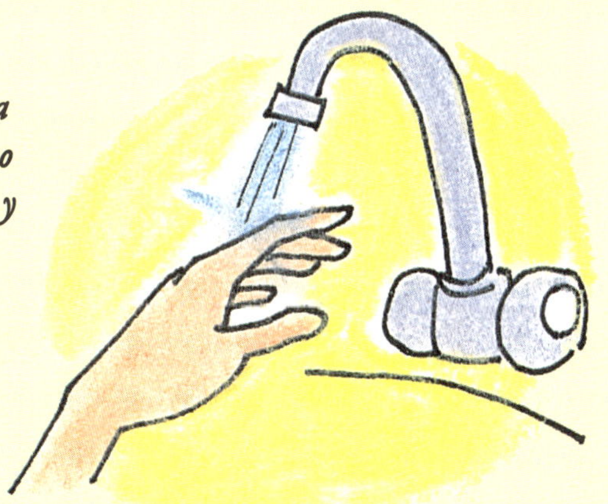

6. *Repetir la operación hasta que desaparezca la inflamación del absceso o el forúnculo, si se ha aplicado el remedio para este último caso.*

Infusiones y cocimientos de alfalfa para la nariz sangrante

Esta afección resulta un problema molesto y habitual al que no se le encuentra una solución inmediata en muchos casos. Si se produce una epistaxis (hemorragia nasal), es aconsejable sentarse con la cabeza inclinada hacia delante oprimiendo la nariz con los dedos (y no como se recomendaba antiguamente: tumbarse en el suelo boca arriba, porque la sangre puede irse por las vías respiratorias).

Se necesita: 60 gramos de semillas de alfalfa, una olla, un colador.

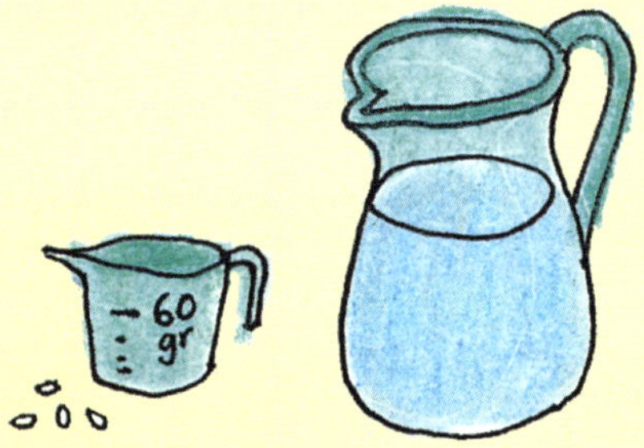

1. *Para prevenir que sangre la nariz, echar 60 gramos de semillas de alfalfa en un litro de agua.*

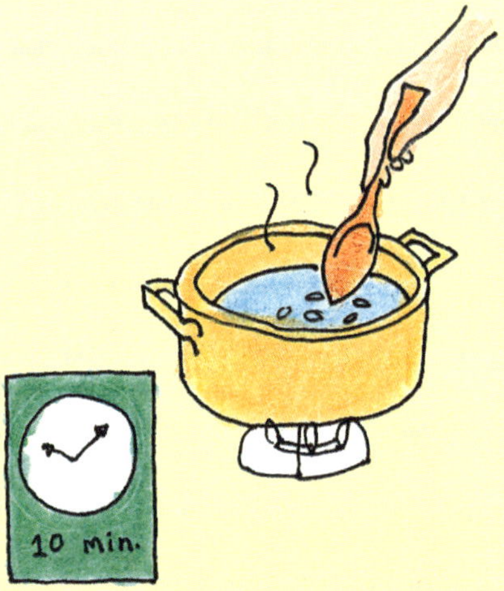

2. *Cocer las semillas sin dejar que el agua rompa a hervir. Mantener durante una media hora a fuego lento y remover de vez en cuando.*

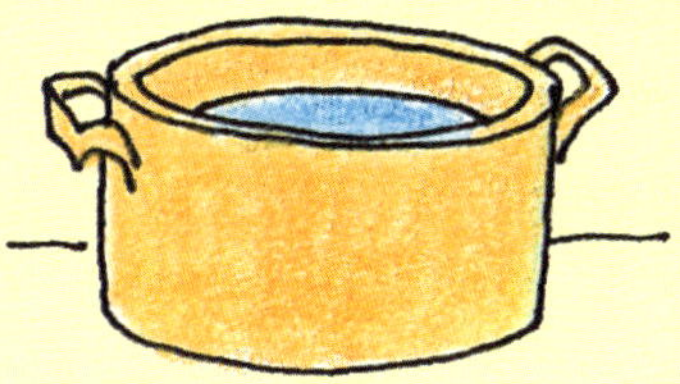

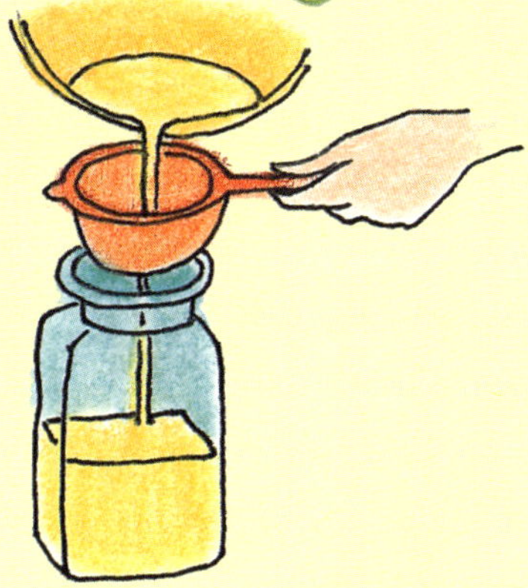

3. Dejar reposar esta cocción y colarla intentando exprimir bien, para que el jugo de la alfalfa se aproveche al máximo.

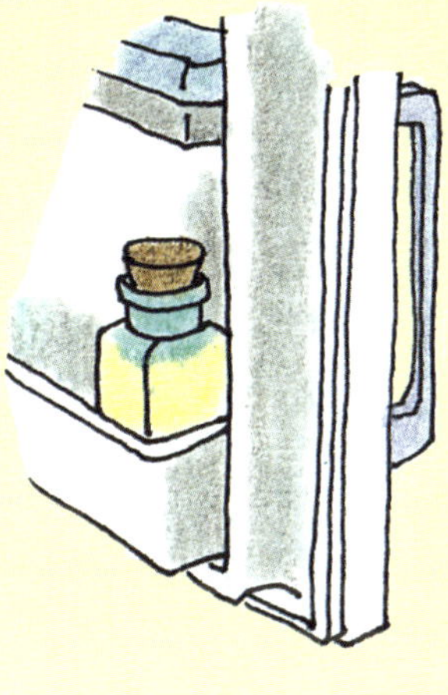

4. Dejar enfriar en la nevera y tomar cinco cucharadas al día acompañadas de un vaso de zumo, porque el sabor no resulta precisamente agradable.

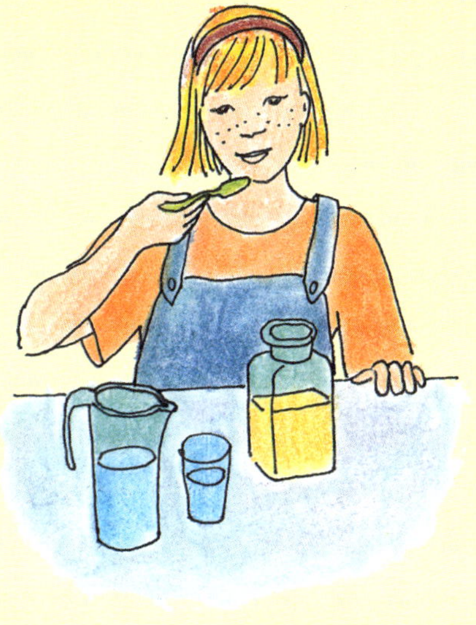

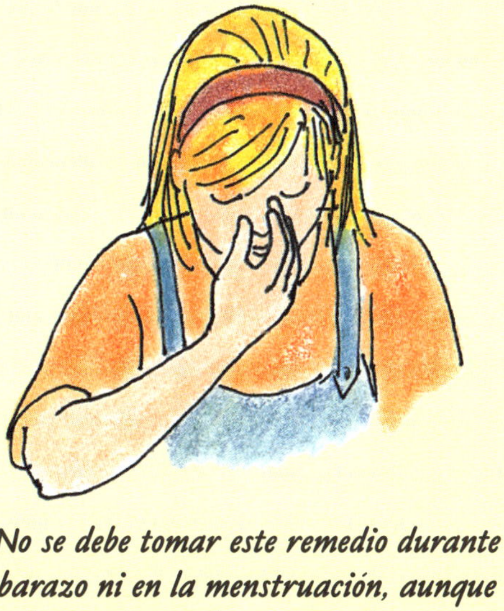

5. Si la nariz está sangrando, limpiarla. Una vez acabado el absceso, se puede aplicar un poco de este líquido sobre los bordes de la nariz o diluir la solución en agua con sal e introducirla en las fosas nasales con una pera de aire. Procurar en todo caso seguir el consejo inicial y no echar la cabeza de la persona afectada hacia atrás.

6. No se debe tomar este remedio durante el embarazo ni en la menstruación, aunque muchos fitoterapeutas lo recomienden para las menstruaciones muy abundantes.

Compresas calientes de jengibre para dolores reumáticos y pequeñas lumbalgias

Los analgésicos son muchas veces una solución temporal, pero pueden terminar por perder su eficacia.

Se necesita: ***un paño o pañuelo, raíz de jengibre en polvo, medio limón, tres cucharadas de aceite vegetal, un mortero.***

1. *Calentar un paño o un pañuelo con una plancha. Humedecer la tela con agua también caliente.*

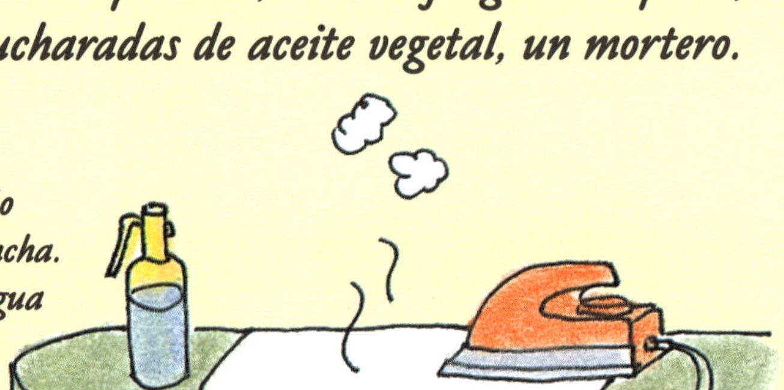

2. *Untar este paño con un poco de limón y raíz de jengibre en polvo, o que haya sido machacada en el mortero previamente.*

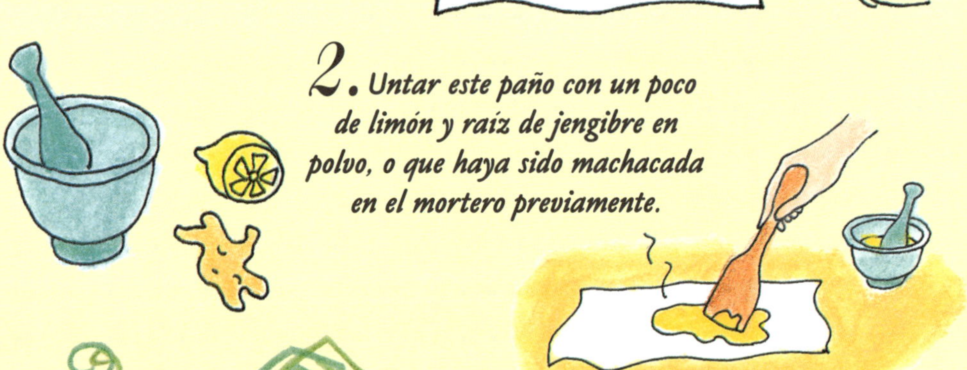

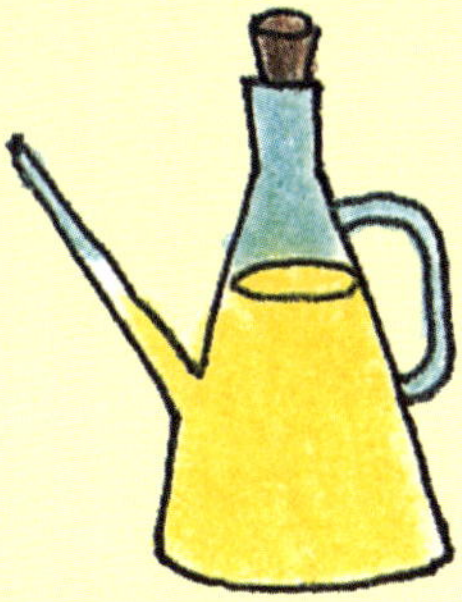

3. Disolver esta pasta en tres cucharadas de aceite y extenderla sobre la tela hasta que esté bien impregnada.

4. Colocar el paño caliente sobre la zona dolorida y realizar una pequeña friega.

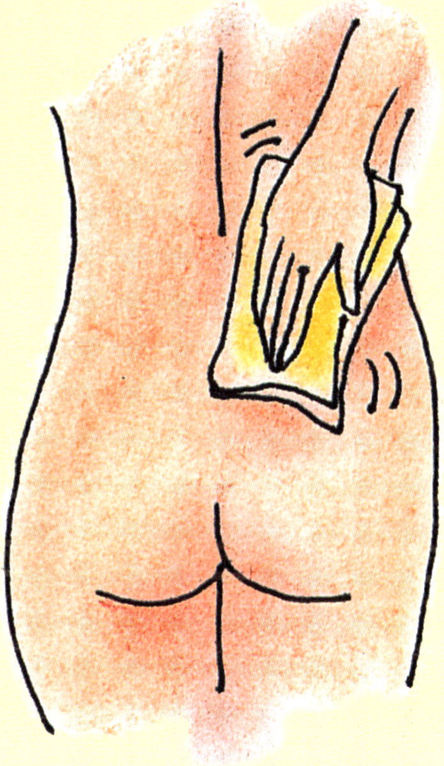

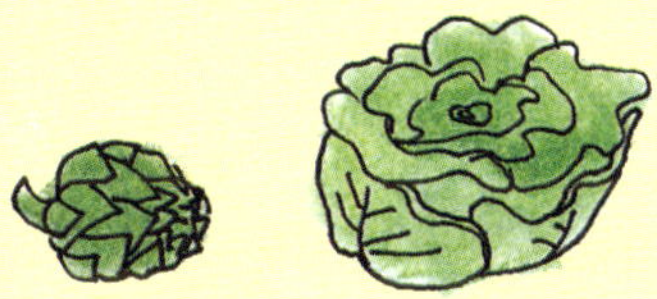

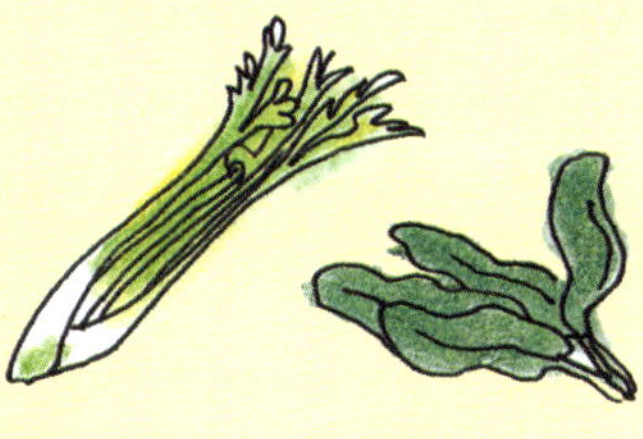

5. Se recomienda acompañar este remedio con el seguimiento de una dieta rica en productos antirreumáticos tradicionales, como las alcachofas, la col, el apio o las espinacas. Entre las frutas, son buenas las cerezas, la nuez y las ciruelas.

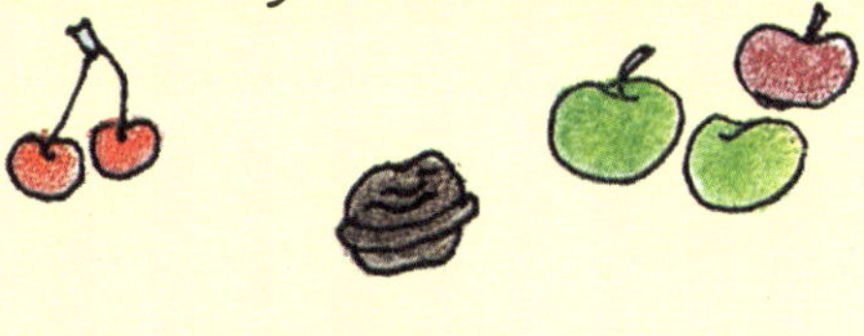

6. Después de la aplicación descansar durante una media hora. Repetir el remedio dos veces al día y renovar el paño dos veces más. Aplicar de nuevo un poco de la crema preparada sobre la compresa limpia y caliente.

Hamamelis para la inflamación de los párpados cansados

Esta afección es uno de los problemas más habituales causados por los nuevos trabajos de oficina, donde la utilización del ordenador se ha extendido. Anteriormente este remedio se aplicaba para mitigar las consecuencias del trabajo en lugares polvorientos que causaban irritación en los ojos.

Se necesita: *corteza y hojas secas de hamamelis o corteza de encina, una infusión de manzanilla, un cazo.*

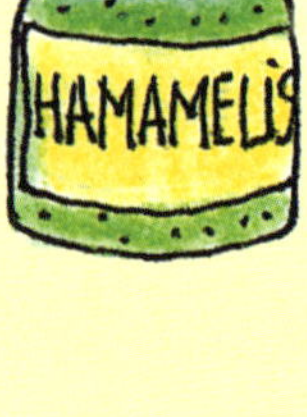

1. *Se utiliza la corteza del hamamelis, en polvo, y también sus hojas secas (se puede sustituir por corteza de encina, que ha sido el remedio tradicional hasta la llegada de la planta americana).*

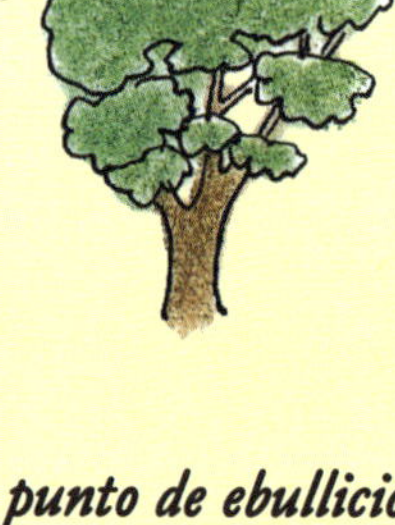

2. *Llevar un litro de agua a punto de ebullición y apagar el fuego. Dejar reposar un momento y agregar cinco gramos de polvo de corteza. Dejar que se enfríe por completo.*

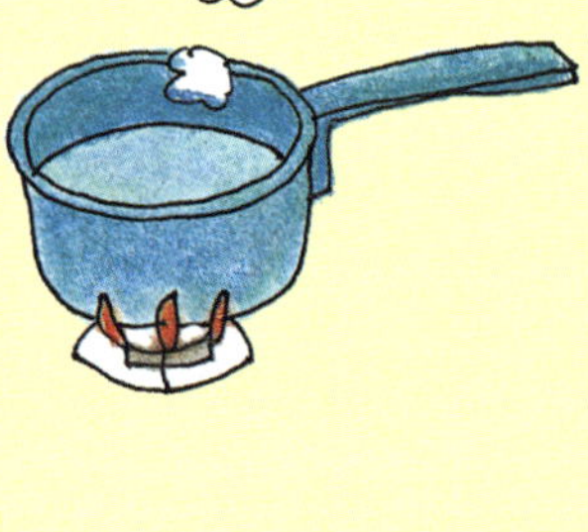

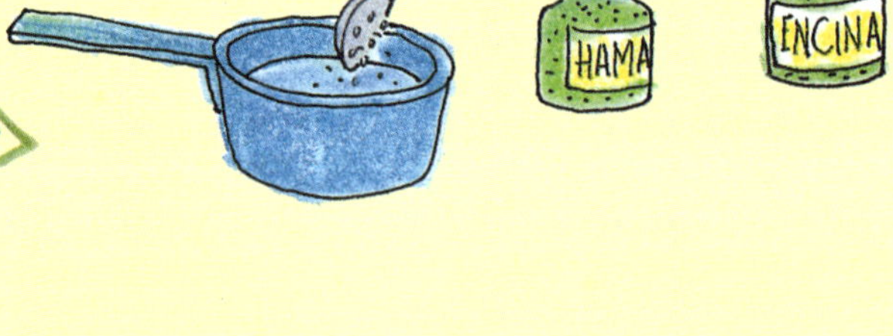

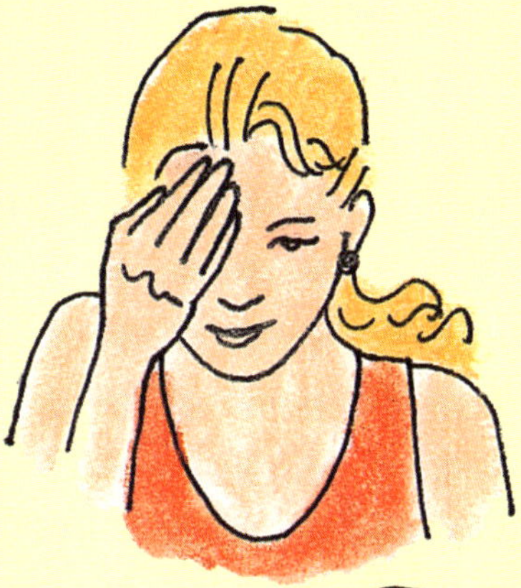

3. Lavarse los párpados con una infusión diluida de manzanilla. El mejor sistema es formar un cuenco con la mano, llenarlo con la infusión y acercarlo al ojo. Abrir los ojos sobre la infusión para que ésta penetre bien en ellos.

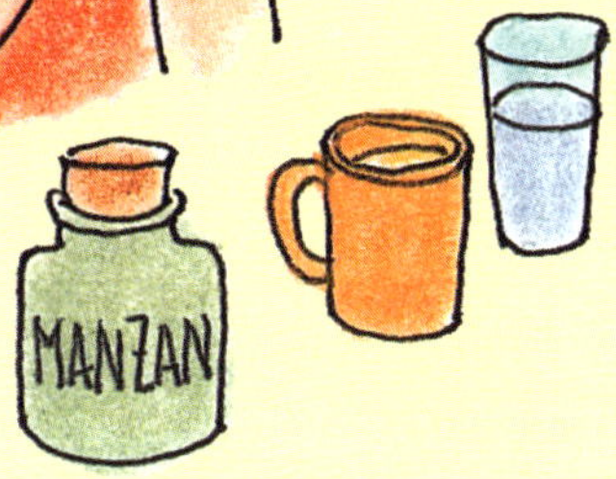

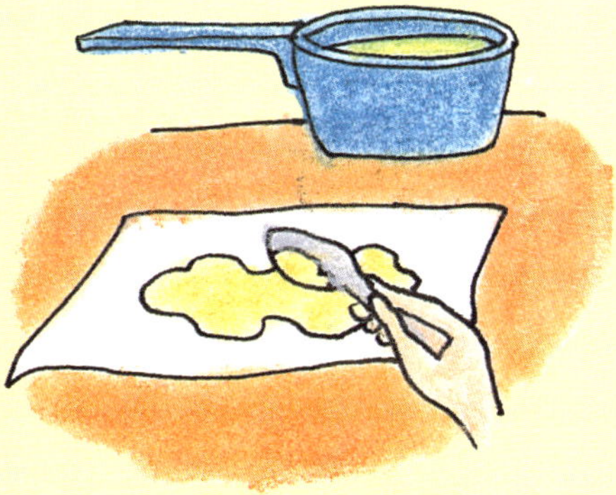

4. Con unas gotas de la solución de hamamelis o polvo de corteza de encina, mojar una compresa tibia hasta humedecerla totalmente y aplicar sobre los párpados cerrados.

5. Si se desea, tumbarse en posición horizontal con la compresa tapando completamente los ojos cerrados. Con el emplasto colocado, descansar unos minutos, relajarse e intentar dormir.

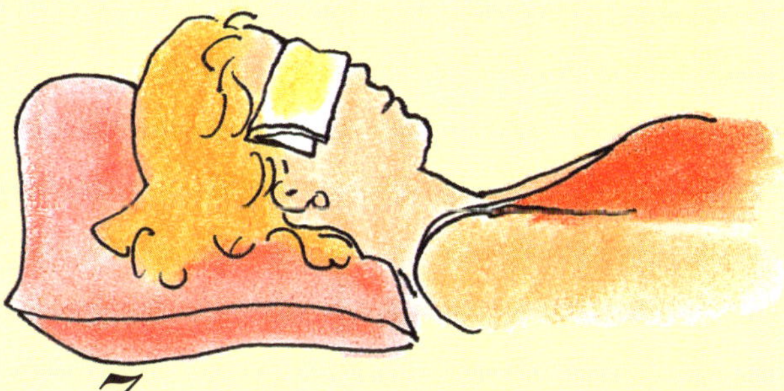

6. Repetir dos veces al día durante el descanso hasta que las bolsas de la congestión desciendan.

7. Lo ideal es realizar estas operaciones al volver del trabajo o después de una jornada pesada ante el ordenador; es mejor que si se efectúan por la mañana. No repetir más de una semana seguida.

Masaje con aceite de lavanda para migrañas provocadas por el estrés

La migraña es un dolor de cabeza (cefalea) diferente del provocado por la tensión muscular de las cervicales. Está producida por una dilatación de los vasos cerebrales y suele tener ciertos desencadenantes como el estrés. Este remedio es el adecuado para esta última clase de migraña.

Se necesita: *15 gotas de aceite de lavanda, un vaso de aceite de oliva, una infusión de verbena y lavanda.*

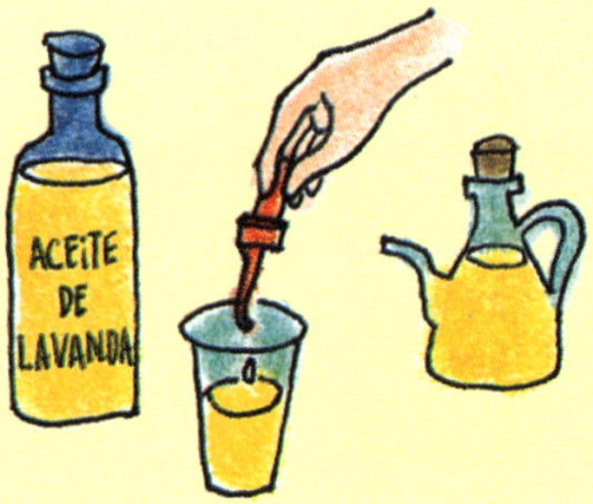

1. *Diluir 15 gotas de aceite de lavanda en un vaso de aceite de oliva o similar. Remover lentamente hasta que la mezcla adquiera una textura uniforme.*

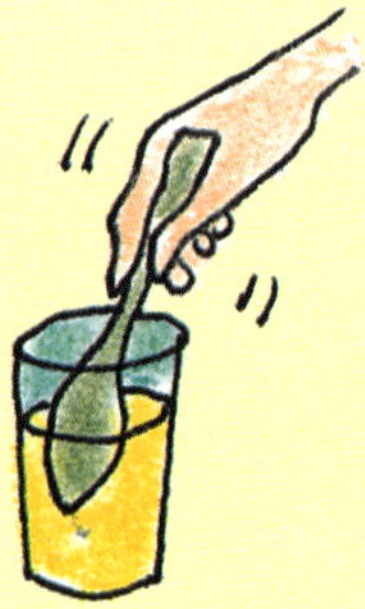

2. *Colocar los dedos corazón e índice de cada mano en el borde del vaso y mojarlos ligeramente con la poción obtenida.*

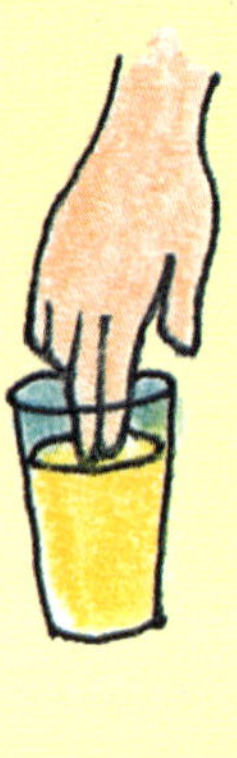

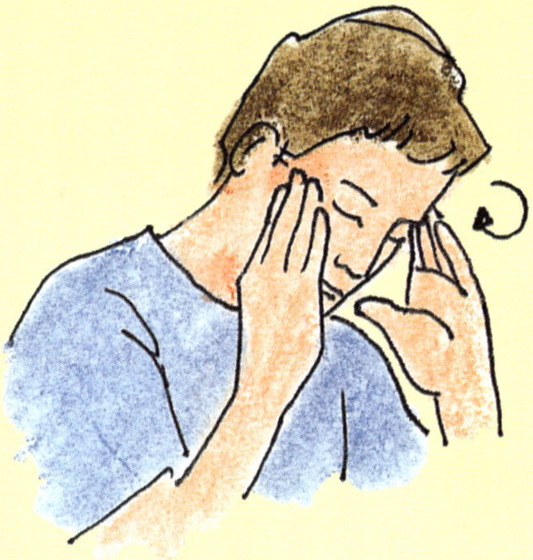

3. Llevarse los dedos a las sienes y hacer un masaje suave en el sentido de las agujas del reloj. Cerrar los ojos y recostar la cabeza en un cojín. Es importante realizar esta operación durante cinco minutos, mientras el cuerpo se encuentra en posición horizontal, con las piernas estiradas y más elevadas que la cabeza.

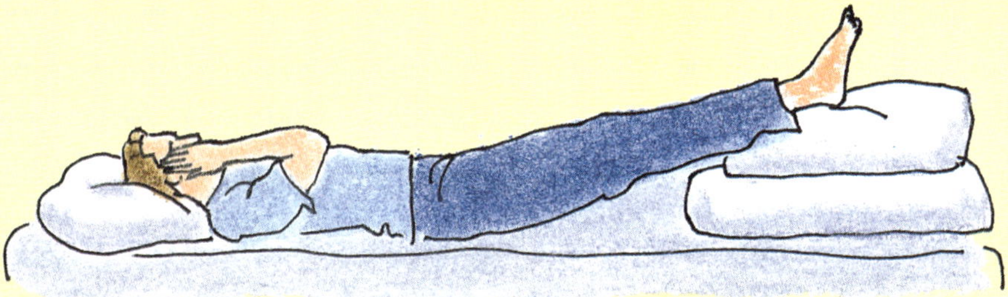

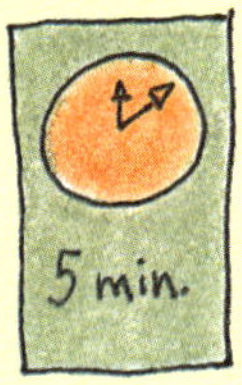

4. Después, preparar una infusión de verbena (puede añadirse también lavanda), unos 15 gramos por litro de agua. Bebérsela en sorbos pequeños cuando todavía esté bien caliente.

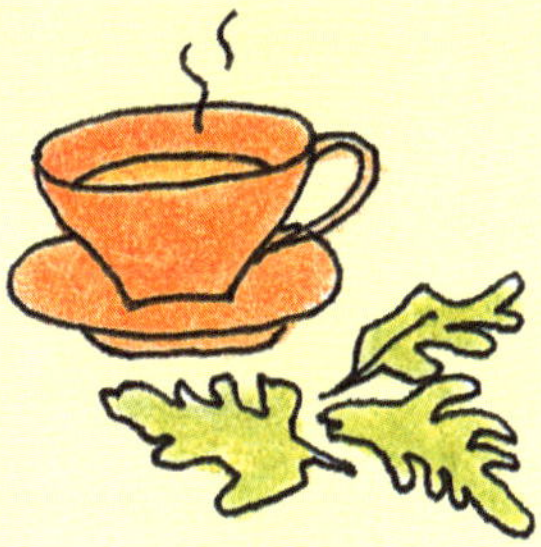

5. Repetir el masaje de las sienes durante cinco minutos más y tomar otro vaso de infusión procurando descansar un momento.

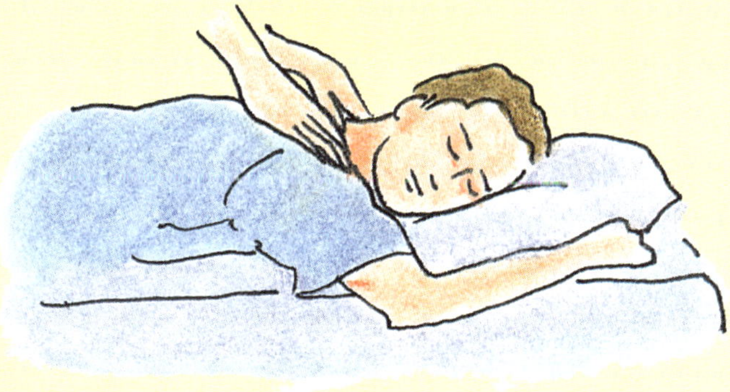

6. Los efectos de este remedio aumentan si es otra persona la que realiza estas operaciones y si, además, se combinan con un masaje suave en las cervicales durante otros cinco minutos.

Remedio de mixtura de col contra las urticarias

Las urticarias pueden estar causadas por muchos motivos, algunos de ellos de tipo alérgico, y deben ser tratadas de forma distinta en cada caso. Ofrecemos un remedio que quita la comezón del sarpullido.

Se necesita: jabón natural y suave, un mortero, tres hojas de col fresca o una cebolla pequeña, dos gotas de aceite de trinitaria.

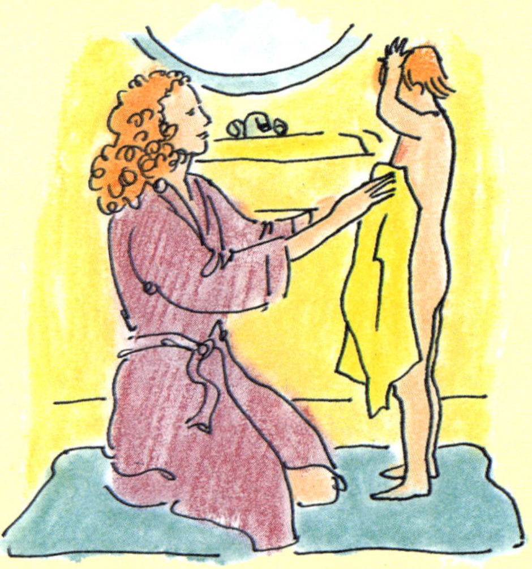

1. Lavar bien la zona afectada con un jabón suave y secar con un paño tibio. Es importante no rascarse a pesar de la comezón que se produce por la irritación del sarpullido, porque se aumentaría el mal en vez de disminuirlo.

2. Machacar en un mortero dos hojas de col fresca hasta extraer su jugo y guardarlo en un recipiente de barro.

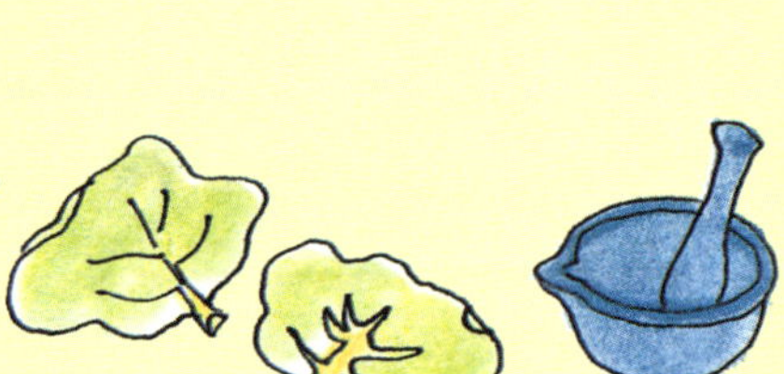

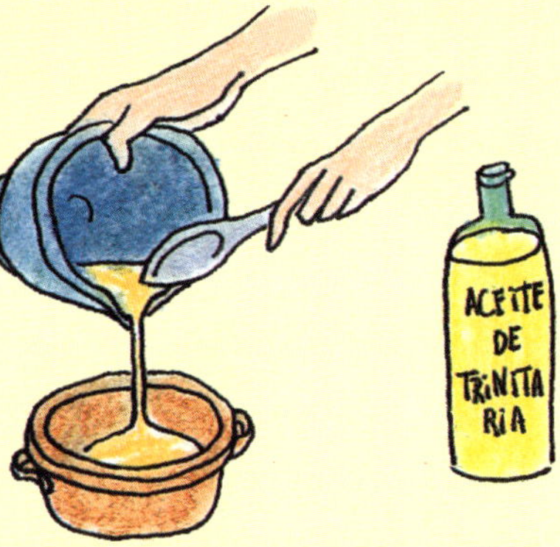

3. Añadir a este zumo dos gotas de aceite de trinitaria y removerlo todo hasta formar una amalgama uniforme.

4. Aplicar la pasta que se ha obtenido pasando los dedos untados con este líquido por la zona afectada. Realizar al mismo tiempo un pequeño masaje.

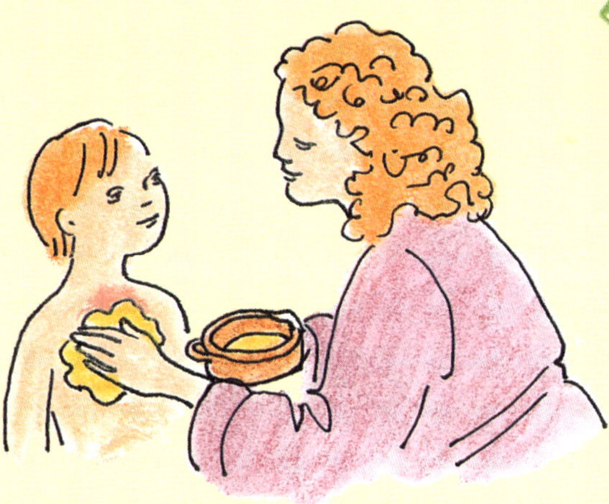

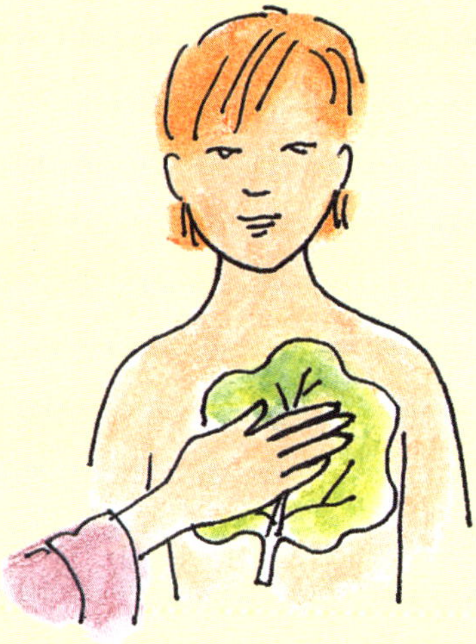

5. Colocar después una hoja de col fresca encima de la piel dolorida y hacer presión sobre ella con la mano. Mantener un rato hasta que pase la comezón.

6. Esta operación se puede realizar también con cebolla, siguiendo los mismos pasos.

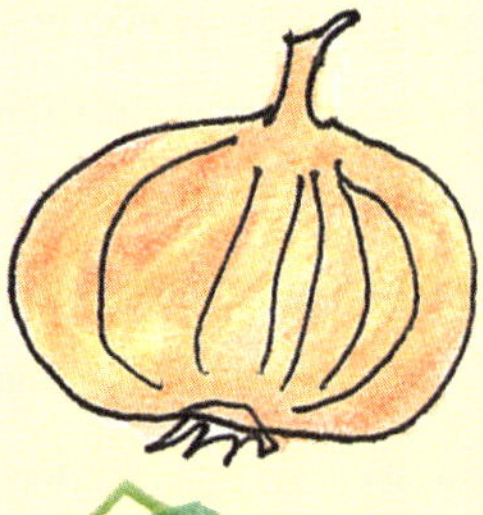

Infusión y aceite de salvia para encías que sangran

Las causas de que las encías sangren pueden ser muy variadas, pero la más frecuente es la falta de higiene dental. En caso de que las encías siguieran sangrando después de aplicar este remedio, consulte con un especialista.

Se necesita: *30 gramos de hojas y flores de salvia, salvia, clavo y hoja de nogal, un mortero, un vaso de aceite de oliva, un limón.*

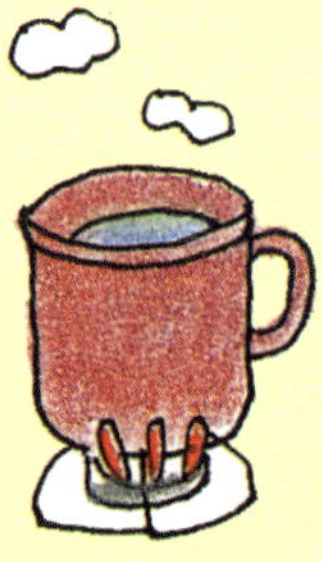

1. *Llevar agua hasta el punto de ebullición. Apagar el fuego, dejar reposar un momento y añadir salvia (30 gramos de hojas y flores por cada litro). Permitir que se enfríe hasta que el agua se encuentre tibia. Apartar este líquido para hacer gárgaras.*

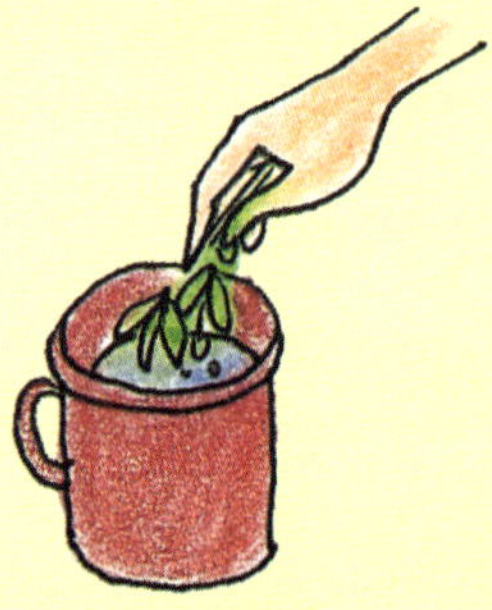

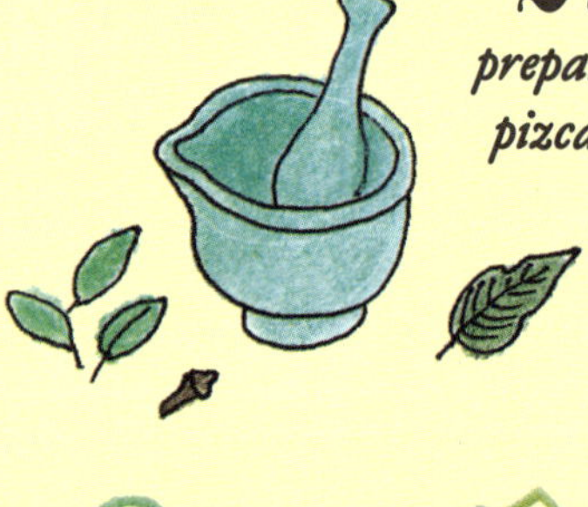

2. *Previamente se ha debido preparar una mezcla con una pizca de salvia, clavo y hoja de nogal machacados en un mortero y pasados a un vaso con aceite de oliva.*

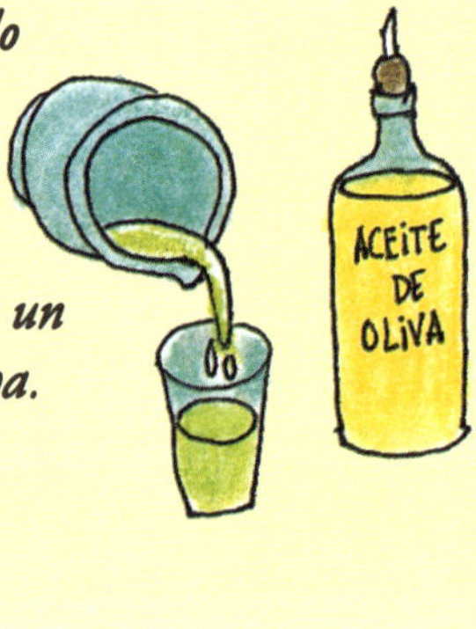

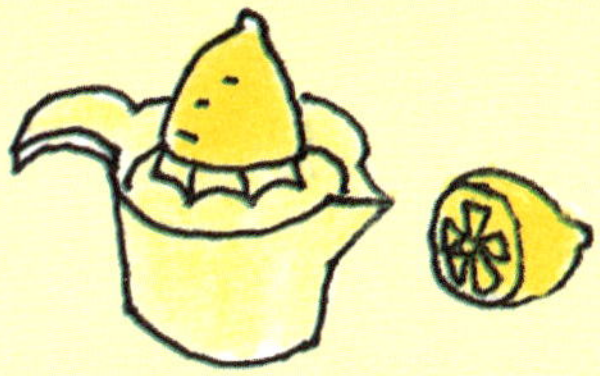

3. *Se exprime un limón y se reserva su jugo para utilizarlo después.*

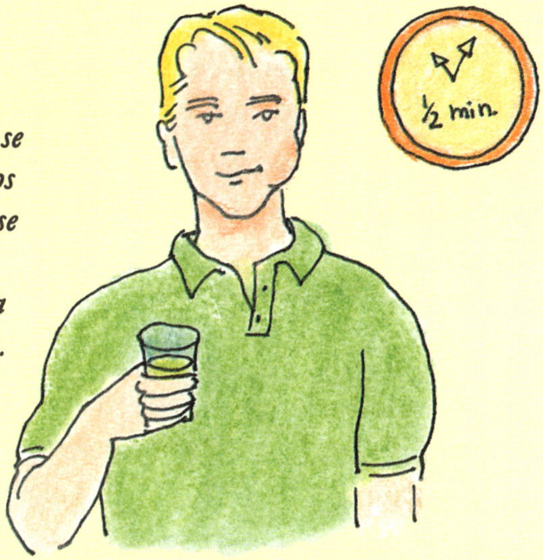

4. *Con la infusión de salvia se realizan unas gárgaras y lavados bucales de forma que las encías se impregnen con este líquido. Mantener la solución en la boca durante medio minuto cada vez.*

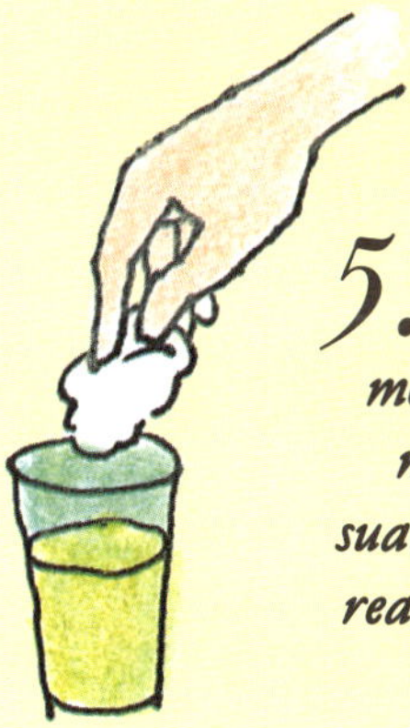

5. *Humedecer un algodón en el aceite mezclado con la salvia, el clavo y el nogal, y pasar por las encías con suavidad. Descansar quince minutos y realizar un nuevo enjuague bucal con la infusión de salvia.*

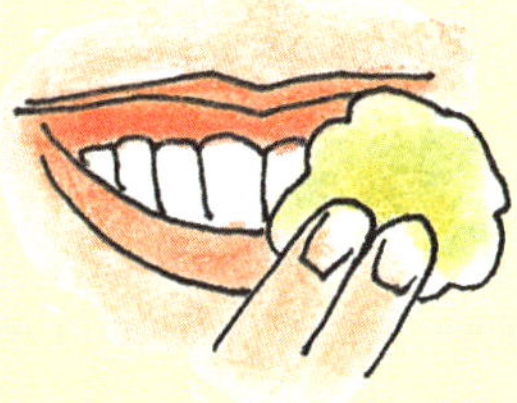

6. *Finalmente, lavarse los dientes con el cepillo empapado en el zumo del limón que se había reservado y que producirá una sensación de frescor en la boca.*

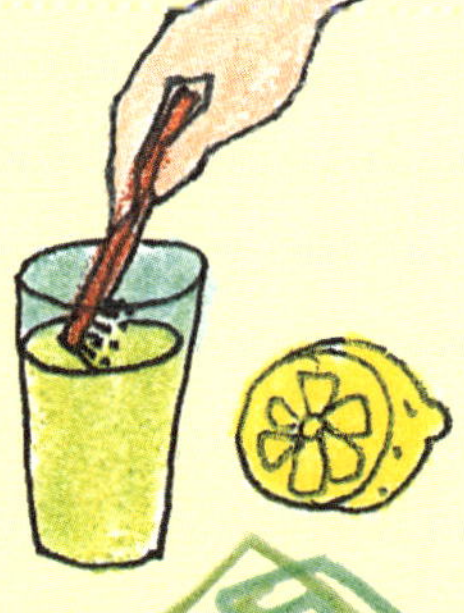

Remedio para los orzuelos

Muchas de las enfermedades oculares son consecuencia del uso excesivo de los productos de embellecimiento de los ojos, que provocan un debilitamiento general de las defensas.

Se necesita: *una llave de las antiguas, una infusión de manzanilla.*

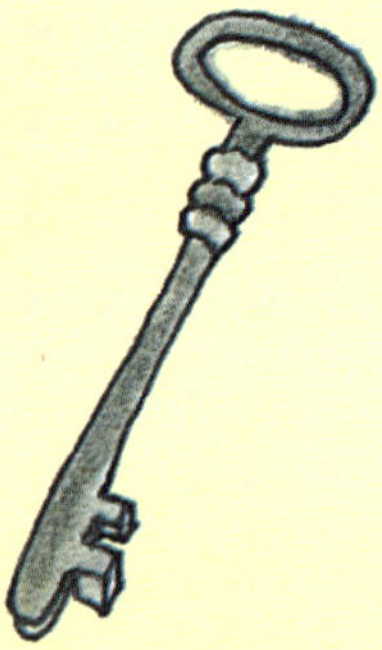

1. Coger una llave antigua, bien limpia (se puede utilizar una llave moderna de tipo tradicional) por la parte del paletón (la zona de las muescas).

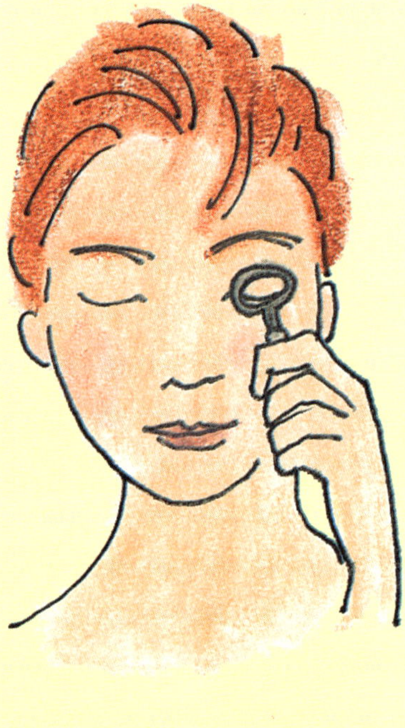

2. Colocar la parte de la boca u ojo de la llave sobre el párpado inflamado durante unos segundos, hasta que pase la sensación de frescor.

3. Retirarla y esperar unos minutos. Limpiar la llave con un pañuelo o con un lienzo de tela. Repetir esta operación tres veces.

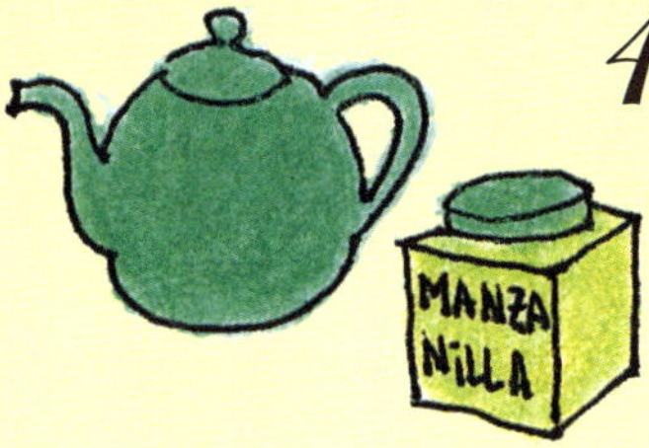

4. *Preparar una infusión de manzanilla (si se ha hecho previamente, mejor). Dejar que se enfríe unos minutos y diluir esta infusión en el doble de agua. Si la infusión se ha hecho con un sobre, aplicar éste, bien tibio, sobre el párpado, pero no directamente sobre el ojo.*

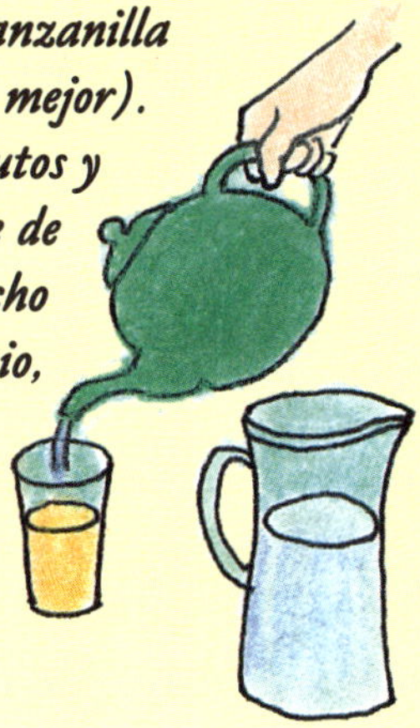

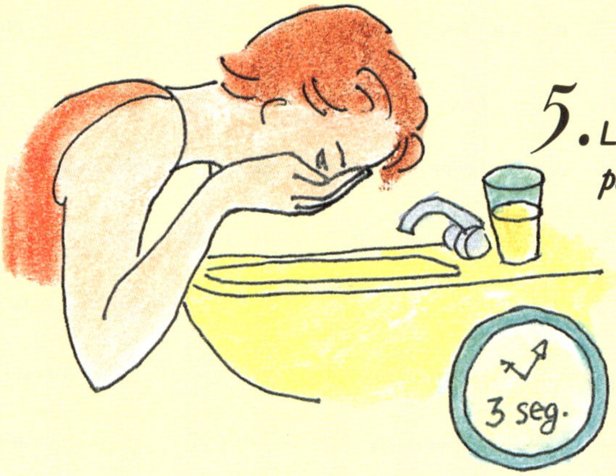

5. *Lavarse las manos y formar cuenco con la palma de cualquiera de ellas. Depositar una cantidad del líquido de la infusión hasta cubrir el hueco de la mano, colocar el ojo dolorido sobre ella y abrirlo para que el líquido penetre en él. Mantenerlo así durante unos tres segundos.*

6. *Repetir la operación tres veces. Secar delicadamente con un paño suave o algodón, con el ojo cerrado. Si hubiera pus, limpiar con cuidado pasando el paño o el algodón por la parte exterior del ojo. No intentar una limpieza exhaustiva, ya que se corre el peligro de irritarlo. Dejar que el pus se desprenda suavemente.*

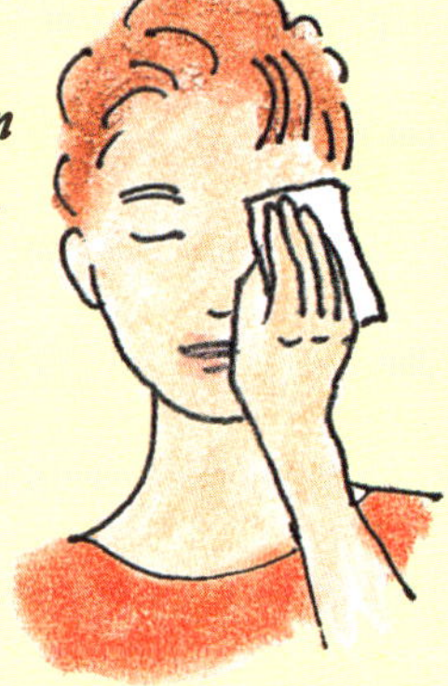

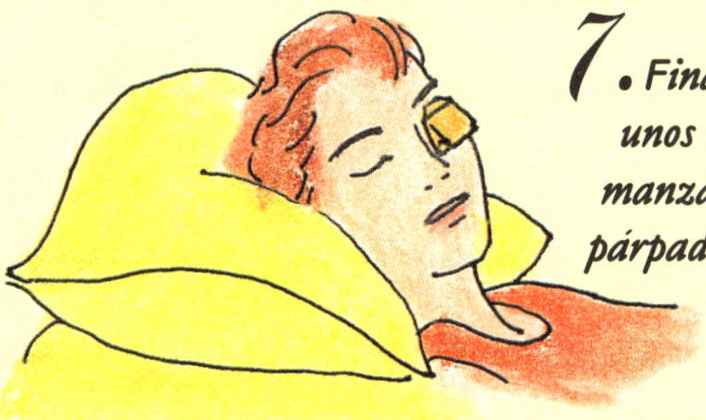

7. *Finalmente, descansar sobre una cama durante unos minutos procurando mantener la bolsa de manzanilla, húmeda pero no chorreante, sobre el párpado cerrado. Repetir la operación de la llave y el lavado tres veces al día.*

Sumario

Indice